Tutto quello

che deve sapere

prima di diventare

infermiera forense

SILVIA REALI

Indice dei contenuti

« *Nelle reti intrecciate della medicina legale, ogni indizio è un sussurro di verità, che dà voce a coloro che non possono più parlare e illumina la giustizia nell'oscurità del dubbio.* »

INTRODUZIONE

Introduzione alla medicina legale

All'incrocio tra la scienza medica e la legge, la medicina legale sta emergendo come una disciplina affascinante che, nel corso dei secoli, si è continuamente evoluta per soddisfare le esigenze di un sistema giudiziario alla costante ricerca della verità. Non solo la medicina legale è la scienza che determina la causa della morte, ma svolge anche un ruolo cruciale nell'identificazione delle vittime, nell'individuazione dei crimini e nel fornire prove nei procedimenti legali.

La medicina legale non è confinata nei freddi confini di un obitorio; viene impiegata in tutto il tessuto della società, occupandosi di situazioni diverse come incidenti stradali, morti inspiegabili in casa e crimini. La caratteristica unica di questa disciplina è che combina il rigore scientifico con una profonda umanità. Infatti, ogni caso studiato assume un'importanza singolare, ricordando costantemente ai professionisti del settore che dietro ogni campione, ogni tampone, si nasconde una storia, una vita.

L'essenza della medicina legale va ben oltre la semplice autopsia. Comprende una moltitudine di specialità che vanno dalla tossicologia all'antropologia forense, dalla balistica alla genetica. Ogni branca offre una prospettiva diversa, ma tutte convergono verso lo stesso obiettivo: capire, spiegare e fornire risposte.

Queste risposte sono spesso molto attese, sia dalle famiglie in lutto che da coloro che sono coinvolti nel sistema legale. Possono far luce e persino risolvere casi penali complessi. Il ruolo della medicina legale non si limita a stabilire le prove o a scoprire la verità. Svolge anche un ruolo preventivo, identificando modelli o tendenze che potrebbero, nel tempo, aiutare a ridurre certi tipi di morte o di trauma.

È quindi essenziale riconoscere che la medicina legale, sebbene spesso percepita come una disciplina cupa, è un pilastro fondamentale del nostro sistema giudiziario e sociale. È il custode silenzioso delle storie che gli scomparsi non possono più raccontare e, attraverso il suo prisma, la giustizia può essere dispensata con chiarezza, precisione e umanità.

Il ruolo dell'infermiere nella medicina legale

Sebbene la medicina legale sia immediatamente associata a figure emblematiche come il patologo forense o l'investigatore, tra i suoi ranghi ci sono alcuni attori meno conosciuti ma altrettanto essenziali: gli infermieri. Gli infermieri sono professionisti della salute con una solida formazione medica, la capacità di adattamento e uno spiccato senso di osservazione, e svolgono un ruolo fondamentale nei team forensi.

A prima vista, ci si potrebbe chiedere quale sia il ruolo esatto di un infermiere in un campo in cui predominano le autopsie e le analisi post-mortem. Tuttavia, è importante capire che la medicina legale non si limita a studiare i defunti. Ha anche un interesse, a volte molto forte, per i vivi: le vittime di aggressioni o abusi, o i testimoni che necessitano di cure specifiche e di un campionamento forense. In questo contesto, gli infermieri diventano spesso il primo punto di contatto, fornendo competenze cliniche e un supporto umano inestimabile.

Gli infermieri post mortem lavorano a stretto contatto con il patologo forense, in particolare durante le autopsie. Preparano il corpo, assistono all'esame, gestiscono i campioni e si assicurano che siano rintracciabili. Questa collaborazione interprofessionale assicura che le procedure siano eseguite con il massimo rigore scientifico, nel rispetto della dignità del defunto.

Inoltre, gli infermieri forensi spesso ricevono una formazione approfondita per soddisfare esigenze specifiche. Ciò può includere l'assistenza alle vittime di violenza sessuale, il prelievo di campioni forensi specifici o l'accompagnamento di persone in stato di shock o di angoscia.

Oltre a queste competenze tecniche, l'infermiere forense è spesso un pilastro del supporto emotivo. Che si tratti di una famiglia in lutto, di una vittima traumatizzata o di altri membri del team forense, la sua capacità di ascoltare, rassicurare e guidare è fondamentale. Egli incarna quel tocco di umanità nel cuore di un mondo in cui predominano scienza e giustizia.

Infine, la costante evoluzione della medicina legale, con l'emergere di nuove tecniche e tecnologie, offre agli infermieri opportunità di specializzazione e sviluppo professionale. Che siano in prima linea sulle scene del crimine, nei laboratori di analisi o al capezzale delle vittime, il loro ruolo è centrale, rendendoli protagonisti della ricerca della verità e della giustizia che la medicina legale incarna.

Capitolo 1

STORIA
E
FONDAMENTI
MEDICINA LEGALE

Origini e sviluppo storico medicina legale

Il matrimonio tra medicina e legge non è una novità. Infatti, l'interazione tra questi due mondi risale a tempi antichi, molto prima che la medicina legale ricevesse un nome e un riconoscimento formale.

Le prime tracce della medicina legale si trovano in civiltà antiche come l'Egitto, la Grecia e la Cina. I papiri egiziani risalenti a diversi millenni prima della nostra era descrivono già gli esami post-mortem effettuati per capire la causa della morte. In Cina, durante la dinastia Song, fu scritto un trattato intitolato "Lavare le colpe", che illustrava i metodi per determinare la causa della morte, riecheggiando le nostre moderne autopsie.

Il mondo greco-romano, da parte sua, si distingueva per il suo approccio razionale alla medicina e per l'importanza attribuita alle prove mediche nei casi giudiziari. Ippocrate stesso, il padre della medicina moderna, parlò dell'importanza del ruolo del medico nel fornire prove legali.

Tuttavia, il vero sviluppo della medicina legale come disciplina strutturata coincise con l'evoluzione del pensiero scientifico durante il Rinascimento. I progressi nell'anatomia, grazie a figure come Vesalio e da Vinci, hanno aperto la strada a una comprensione più dettagliata del corpo umano. Allo stesso tempo, l'ascesa dei sistemi giudiziari moderni richiedeva una maggiore competenza medica per informare i tribunali.

Il XIX secolo è stato un periodo cruciale. Con l'urbanizzazione e i rapidi cambiamenti sociali, la necessità di identificare le cause di morte, sia naturali che accidentali o criminali, divenne cruciale. Le prime cattedre di medicina legale furono istituite nelle università europee e la tossicologia emerse come una sottodisciplina importante, con scienziati come Mathieu Orfila in Francia, pionieri nel rilevamento dei veleni.

Il 20° secolo ha visto la medicina legale crescere e diversificarsi. I progressi della genetica hanno dato vita alla genomica forense, consentendo di effettuare identificazioni precise grazie al DNA. I progressi tecnologici hanno portato anche strumenti di imaging più sofisticati, tecniche di datazione e metodi di analisi di laboratorio sempre più avanzati.

Oggi la medicina legale è una disciplina multidisciplinare che continua ad evolversi. Abbraccia i progressi della biotecnologia, della bioinformatica e dell'intelligenza artificiale per adattarsi alle mutevoli esigenze della società. È sia un testimone delle ombre dell'umanità che un garante della giustizia, un equilibrio delicato ereditato dalle sue radici profonde e dalla sua storia ricca e affascinante.

L'importanza della medicina legale nel sistema giudiziario

La medicina legale, con le sue molteplici sfaccettature, è un pilastro essenziale del sistema giuridico moderno. Rappresenta il punto di incontro tra la scienza medica e la ricerca della verità giuridica, fornendo un ponte tra la complessità biologica dell'essere umano e il bisogno di giustizia della società.

- **Stabilire una prova inconfutabile**: nel cuore del processo legale, la prova è il re. E cosa c'è di più convincente di una prova tangibile radicata nella biologia o nella chimica? Che si tratti di analisi tossicologiche che rivelano la presenza di sostanze illegali, di esami post-mortem che determinano la causa del decesso o di analisi genetiche che identificano un sospetto, la medicina legale fornisce prove di prim'ordine.

- **Proteggere gli innocenti**: paradossalmente, la stessa disciplina che può incriminare è anche quella che protegge. Quante persone innocenti sono state scagionate grazie all'analisi del DNA? La medicina legale assicura che la giustizia non solo sia rapida, ma soprattutto accurata ed equa.

- **Prendersi cura delle vittime**: oltre al suo ruolo nella risoluzione dei crimini, la scienza forense ha anche un ruolo cruciale nell'assistenza alle vittime viventi, siano esse vittime di violenza, aggressione o abbandono. La raccolta di prove mediche, l'esecuzione di esami e il prelievo di campioni con compassione e professionalità possono non solo aiutare a perseguire i criminali, ma anche offrire un sostegno vitale alle vittime.

- **Prevenzione ed educazione**: studiando i modelli ricorrenti, che si tratti di decessi legati a overdose, incidenti stradali o violenza domestica, la medicina legale aiuta a identificare le tendenze e a informare le politiche pubbliche. Svolge un ruolo preventivo, fornendo dati che possono portare a campagne di sensibilizzazione, modifiche legislative o iniziative comunitarie.

- **Legge in costante evoluzione**: con il progredire della scienza, la legge deve evolversi in parallelo. Le questioni etiche e legali sollevate da progressi come la genomica e la bioinformatica richiedono una comprensione approfondita delle implicazioni mediche. La medicina legale, alla frontiera di questi progressi, guida e informa le decisioni legislative.

La medicina legale è molto più di un semplice strumento del sistema giudiziario: è una delle sue pietre miliari. Bilanciando il rigore scientifico con gli imperativi della giustizia, assicura che la ricerca della verità sia precisa e umana. Senza di essa, il nostro sistema giudiziario sarebbe privato di una delle sue risorse più preziose, perdendo efficienza, equità e giustizia.

Il ruolo in evoluzione dell'infermiere in quest'area

L'infermiere, spesso visto come l'ombra fedele del medico, ha visto il suo ruolo cambiare radicalmente nella medicina legale, come in altre specialità mediche. Questo viaggio nel tempo rivela non solo i cambiamenti nella professione infermieristica, ma anche una rivoluzione nel modo in cui la società percepisce e valorizza questo attore cruciale della salute.

- **Dalle origini all'era moderna**: storicamente, l'infermiere forense era principalmente un assistente tecnico, che aiutava il medico legale nei suoi compiti, preparando i corpi per l'autopsia o aiutando nella gestione dei campioni. Sebbene questi ruoli rimangano fondamentali, la professione ha subito un'importante evoluzione verso una maggiore autonomia e specializzazione.
- **Riconoscimento e specializzazione**: nel corso del tempo, il ruolo dell'infermiere forense si è ampliato. Al giorno d'oggi, esistono corsi di formazione specializzati che offrono competenze specifiche nel campionamento forense, nell'assistenza alle vittime di violenza e nell'esperienza in campi come la tossicologia e la genetica. Questa specializzazione ha anche aperto le porte al riconoscimento degli infermieri come esperti a sé stanti, in grado di testimoniare in tribunale o di condurre ricerche.
- **Oltre le competenze tecniche**: l'evoluzione del ruolo dell'infermiere non si è limitata all'acquisizione di

19

competenze tecniche. L'aspetto umano della professione è diventato sempre più importante. Nel delicato contesto della medicina legale, dove il trauma è spesso onnipresente, la capacità degli infermieri di offrire un supporto psicologico ed emotivo è diventata essenziale. Gli infermieri sono spesso la prima linea di contatto per le vittime e le loro famiglie, svolgendo un ruolo cruciale nel fornire orientamento e sostegno.

- **Influenzare le politiche e i protocolli**: man mano che la professione ha acquisito riconoscimento e competenza, gli infermieri forensi hanno iniziato a influenzare protocolli, standard e linee guida. La loro conoscenza pratica e di prima mano delle realtà sul campo li ha posizionati come attori chiave nello sviluppo delle migliori prassi e raccomandazioni.
- **Leadership e ricerca**: infine, ma non meno importante, la modernità ha visto l'emergere di ricercatori e leader infermieri forensi, impegnati in studi avanzati, che contribuiscono all'avanzamento delle conoscenze nel campo e difendono gli interessi della professione a livello istituzionale e legislativo.

Il cambiamento del ruolo dell'infermiere forense riflette un cambiamento più ampio della società, che riconosce il valore e la competenza di questi professionisti della salute. Lungi dall'essere semplici esecutori, sono ora partner, leader ed esperti, che danno un contributo inestimabile alla ricerca della verità e della giustizia insita nella medicina legale.

Capitolo 2

L'AMBIENTE DI LAVORO

La camera mortuaria e le sale
per le autopsie

La camera mortuaria e la sala autoptica sono elementi emblematici della medicina legale. Questi spazi sono carichi di emozioni, scoperte e meticolosa ricerca scientifica. Rappresentano la frontiera dove la vita incontra la morte e dove la scienza cerca di svelare i misteri ad essa associati.

L'obitorio: in origine, la parola "obitorio" si riferiva ad una stanza dove i prigionieri venivano esposti al pubblico. Oggi si riferisce al luogo in cui vengono conservati i corpi dei defunti prima della sepoltura o della cremazione.

- **Funzione principale**: l'obitorio è utilizzato principalmente per conservare i corpi in stato di conservazione, in attesa dell'identificazione da parte delle famiglie o dell'autopsia.
- **Tecnologie di conservazione**: nel corso del tempo, i metodi di conservazione si sono evoluti. La refrigerazione è diventata la norma, sostituendo i metodi più vecchi che utilizzavano ghiaccio o sostanze chimiche.

La sala autopsie: qui il corpo viene esaminato in dettaglio per determinare la causa della morte.

- **Organizzazione e attrezzature**: Progettato per facilitare indagini rigorose, è dotato di tavoli in acciaio inox, illuminazione potente e una gamma di strumenti chirurgici specializzati. Sono disponibili anche apparecchiature di aspirazione per rimuovere fumi e odori, garantendo un ambiente sano per il personale.
- **Il processo autoptico**: inizia con una valutazione esterna del corpo, seguita dall'apertura del corpo per esaminare gli organi interni. Ogni organo viene esaminato attentamente, pesato e, se necessario,

vengono prelevati dei campioni per ulteriori analisi, come quelle tossicologiche.

- **Multidisciplinarietà**: sebbene sia spesso associata ai patologi forensi, la sala autoptica vede il lavoro congiunto di molti professionisti: infermieri forensi, tecnici di laboratorio, patologi e talvolta anche esperti di entomologia o antropologia, a seconda della natura del caso.
- **Sicurezza e igiene**: le sale autoptiche devono soddisfare rigorosi standard di salute e sicurezza per proteggere il personale dai rischi biologici. I dispositivi di protezione personale come camici, guanti e maschere sono essenziali.

L'obitorio e la sala autopsie non sono solo stanze fredde e sterili; sono teatri di storie umane, dove ogni corpo racconta una storia unica. Ogni cicatrice, ogni ferita, ogni anomalia ha un significato. Ed è in questi spazi che la medicina legale, con tutto il suo know-how e la sua tecnologia, cerca di decifrare queste storie, fornendo risposte ai vivi e giustizia ai morti.

Attrezzatura specifica medicina legale

La medicina legale, in quanto crocevia tra medicina e giustizia, richiede una serie di strumenti e attrezzature particolarmente specializzati per garantire analisi accurate e affidabili. Questi strumenti sono essenziali non solo per determinare la causa della morte, ma anche per fornire prove in vari contesti giudiziari.

- **Tavoli autoptici**: generalmente realizzati in acciaio inox per facilitare la pulizia e la disinfezione, sono progettati con canali per drenare i fluidi e possono anche essere dotati di raggi X integrati.

- **Bisturi e strumenti chirurgici**: vengono utilizzati per aprire il corpo ed esaminare gli organi interni. Alcuni sono progettati specificamente per la medicina legale, come il coltello da autopsia o la sega per ossa.
- **Apparecchiatura a raggi X**: prima di aprire il corpo, può essere effettuata una radiografia per rilevare eventuali oggetti estranei, fratture o anomalie.
- **Apparecchiature di microscopia**: utilizzate per esaminare campioni di tessuto o altre sostanze a livello microscopico.
- **Kit di campionamento forense**: questi kit, spesso utilizzati nei casi di violenza sessuale, contengono tutto il necessario per prelevare campioni di tessuti, fluidi e altre prove in modo sterile.
- **Apparecchiature per la tossicologia**: servono per rilevare e quantificare la presenza di farmaci, droghe o tossine nei fluidi corporei.
- **Sistemi fotografici**: si utilizzano fotocamere di alta qualità per documentare lesioni, tatuaggi, cicatrici e altre caratteristiche rilevanti del corpo.
- **Celle frigorifere**: situate nella camera mortuaria, sono utilizzate per conservare i corpi in uno stato di conservazione fino all'autopsia o al rilascio del corpo.
- **Sistemi di identificazione delle impronte digitali**: confrontano le impronte digitali del defunto con i database per facilitare l'identificazione.
- **Dispositivi di protezione personale (DPI)**: inclusi camici, guanti, maschere e occhiali per garantire la sicurezza del personale durante le autopsie e la manipolazione dei campioni.
- **Kit per l'analisi del DNA**: per estrarre, amplificare e analizzare il DNA a scopo di identificazione o per abbinarlo ai sospetti.
- **Strumenti entomologici**: in alcuni casi, lo studio degli insetti presenti su un corpo può fornire informazioni preziose sull'ora e sulle circostanze della morte.

Tutte queste apparecchiature, che combinano tecnologia all'avanguardia e precisione, sono fondamentali per la medicina legale. Ogni strumento svolge un ruolo specifico nella ricerca della verità, aiutando gli esperti a svelare i misteri che circondano la morte, il trauma o il crimine, e assicurando che sia fatta giustizia con la massima precisione possibile.

Precauzioni salute e sicurezza

Quando pensiamo alla medicina legale, spesso pensiamo agli aspetti legali o scientifici, ma un aspetto altrettanto cruciale è quello della sicurezza e dell'igiene. La natura delicata dei campioni, così come il rischio potenziale di esposizione ad agenti infettivi o sostanze tossiche, richiede una particolare attenzione agli standard di salute e sicurezza.

* Dispositivi di protezione individuale (DPI) :
    * Questa attrezzatura è la prima linea di difesa contro i rischi di esposizione.
    * Camici, guanti, maschere, occhiali, copricapo e copriscarpe sono comunemente utilizzati per proteggersi da schizzi, aerosol e particelle.
* Maneggiare aghi e oggetti taglienti:
    * Una manipolazione corretta e sicura è essenziale per evitare lesioni.
    * Per smaltire in modo sicuro gli oggetti taglienti dopo l'uso, si devono utilizzare contenitori resistenti alla perforazione.
* Disinfezione e sterilizzazione :
    * Le superfici, gli strumenti e le attrezzature devono essere disinfettati regolarmente per evitare la contaminazione.

- Le autoclavi, che utilizzano il vapore sotto pressione, sono comunemente utilizzate per sterilizzare gli strumenti.
- Manipolazione di campioni biologici :
    - Si devono utilizzare tecniche di manipolazione asettiche per evitare la contaminazione dei campioni e per proteggere il personale dagli agenti infettivi.
- Contenimento biologico :
    - I laboratori forensi possono essere dotati di cappe e camere a pressione negativa per limitare la diffusione di agenti infettivi.
    - I campioni potenzialmente pericolosi vengono spesso elaborati in laboratori di contenimento di livello superiore.
- Gestione dei rifiuti :
    - I rifiuti biologici devono essere smaltiti in modo sicuro, generalmente mediante incenerimento o trattamento in autoclave.
    - Le sostanze tossiche o chimiche richiedono uno smaltimento specializzato per evitare la contaminazione dell'ambiente.
- Formazione e consapevolezza :
    - La formazione regolare del personale sulle migliori pratiche e sui protocolli di sicurezza è essenziale.
    - Le procedure di emergenza, come la gestione di fuoriuscite o esposizioni accidentali, devono essere chiaramente definite e riviste regolarmente.
- Follow-up medico :
    - I professionisti della medicina legale devono sottoporsi a esami medici regolari e possono richiedere vaccinazioni specifiche per proteggersi da alcune malattie.
- Sicurezza fisica :
    - Data la natura sensibile delle prove, le strutture forensi sono spesso dotate di sistemi di

sicurezza avanzati, come telecamere di sorveglianza, controlli di accesso e allarmi.

Le precauzioni per la salute e la sicurezza nella medicina legale non sono solo una necessità normativa, ma anche una responsabilità etica. Garantiscono la protezione del personale, l'accuratezza dei risultati e la fiducia del pubblico nel sistema giudiziario.

Capitolo 3

RUOLO
E
RESPONSABILITÀ
DELL'INFERMIERE
FORENSE

Procedure autoptiche :
assistenza e preparazione

L'autopsia è una procedura medica complessa volta a determinare la causa del decesso, valutare la malattia o la lesione o studiare gli effetti del trattamento. Sebbene il patologo forense sia al centro di questa procedura, anche l'infermiere forense svolge un ruolo essenziale, in particolare nella preparazione e nell'assistenza.

- Preparazione del corpo :
    - All'arrivo all'obitorio, il corpo viene identificato e registrato.
    - L'infermiere forense si assicura che il corpo sia posizionato in modo appropriato sul tavolo autoptico, generalmente in posizione dorsale con le braccia estese.
    - Si possono scattare fotografie pre-autopsia per documentare lo stato iniziale del corpo e qualsiasi segno o lesione evidente.
- Assemblare gli strumenti necessari:
    - L'infermiere prepara un set di strumenti chirurgici, come bisturi, forbici, pinze, seghe e altri, assicurandosi che siano puliti, disinfettati e pronti all'uso.
- Preparazione per il prelievo dei campioni :
    - Le provette, le fiale e i contenitori sono preparati per ricevere i campioni di tessuti, fluidi e organi per la successiva analisi.

- Assistenza durante l'esame esterno :
    - L'infermiere assiste il medico legale durante l'esame esterno, annotando osservazioni, misurando lesioni o lividi e aiutando a prelevare campioni come impronte digitali, capelli o unghie.

- Supporto durante l'apertura del corpo :
    - L'infermiere spesso assiste il medico legale tenendo o sollevando parti del corpo per facilitare l'accesso agli organi interni.
    - In questa fase possono essere prelevati campioni di fluidi, come sangue, urina o liquido cerebrospinale.
- Documentazione:
    - Durante la procedura, l'infermiere forense registra le osservazioni, le misurazioni e i risultati su un modulo autoptico o in un sistema elettronico.
    - È essenziale che questa documentazione sia accurata e dettagliata, perché può essere utilizzata come prova nelle indagini legali.
- Raccolta e conservazione dei campioni :
    - L'infermiera aiuta a prelevare campioni di tessuto da vari organi per l'esame istologico.
    - Questi campioni vengono etichettati correttamente, conservati in soluzioni appropriate e inviati al laboratorio per l'analisi.
- Chiusura del corpo :
    - Una volta completata l ' a u t o p s i a , l'infermiere assiste nel recupero del corpo, assicurandosi che venga trattato con rispetto e dignità.
- Pulizia e disinfezione :
    - Dopo la procedura, è fondamentale pulire e disinfettare la sala autoptica, gli strumenti e qualsiasi altra attrezzatura utilizzata. Questo è essenziale per la sicurezza e l'igiene.
- Comunicazione con le famiglie :
- In alcuni casi, l'infermiere forense può anche svolgere un ruolo di comunicazione con le famiglie del defunto, fornendo loro informazioni sul processo autoptico e rispondendo alle loro preoccupazioni.

L'autopsia, sebbene sia spesso percepita come una procedura tecnica, è anche profondamente umana. L'assistenza e la preparazione dell'infermiere assicurano non solo che la procedura venga eseguita con rigore e precisione, ma anche con il rispetto e la dignità che ogni individuo merita dopo la morte.

Lavorare con il patologo forense

La collaborazione tra l'infermiere e il medico legale è il cuore della medicina legale. Insieme, formano un team simbiotico che assicura che ogni aspetto del processo sia svolto con rigore, precisione e integrità. Questa collaborazione si basa sul rispetto reciproco delle competenze e dei ruoli di ciascuno.

- Valutazione preliminare :
    - Prima di iniziare qualsiasi procedura, l'infermiere e il patologo forense spesso si consultano per discutere le informazioni disponibili sul defunto, come le circostanze del decesso o la storia medica.
- Preparazione per l'autopsia :
    - L'infermiere forense è generalmente responsabile della preparazione del corpo e della raccolta degli strumenti necessari. Il patologo forense, a sua volta, può dare istruzioni specifiche su cosa esaminare in dettaglio o quali campioni prelevare.
- Procedura autoptica :
    - Durante l'autopsia, è essenziale una comunicazione costante tra i due professionisti. L 'infermiera assiste il medico fornendo gli strumenti necessari, aiutando nella manipolazione degli organi e

prendendo appunti dettagliati sulle osservazioni e sulle procedure.

- Consulenza e competenza :
  - In alcuni casi complessi, l'infermiere può offrire una prospettiva complementare o una competenza basata sulla propria esperienza e formazione. Questa collaborazione multidisciplinare arricchisce le conclusioni e migliora la qualità dell'indagine.

- Gestione dei campioni :
  - L'infermiere è spesso responsabile della raccolta, dell'etichettatura e dell'invio dei campioni prelevati per l'analisi. Una comunicazione chiara con il patologo forense è fondamentale per garantire che tutti i campioni necessari siano stati prelevati ed elaborati correttamente.

- Documentazione e rapporti:
  - Dopo l'autopsia, l'infermiere e il patologo forense spesso lavorano insieme per finalizzare i referti, assicurandosi che tutte le informazioni siano complete, accurate e coerenti. Possono anche discutere di casi particolarmente complessi o insoliti, per ottenere prospettive e consigli reciproci.

- Formazione continua e avanzata :
  - La medicina legale è un campo in costante evoluzione. Gli infermieri e gli scienziati forensi spesso partecipano insieme a corsi di formazione, workshop e conferenze per tenersi aggiornati sulle ultime tecniche, sulla ricerca e sulle migliori pratiche.

- Comunicazione con le parti esterne:
  - Nel corso del loro lavoro, agli infermieri e ai medici legali può essere richiesto di collaborare con altri professionisti, come investigatori, avvocati o familiari. Una comunicazione coordinata e unificata è essenziale per

garantire che le informazioni condivise siano chiare e coerenti.

La collaborazione tra l'infermiere forense e il medico legale è fondamentale per garantire l'eccellenza nella medicina legale. Ognuno di loro apporta competenze uniche e abilità complementari, garantendo una gestione completa, rispettosa e accurata di ogni caso.

Gestione dei campioni e tracciabilità

La gestione e la tracciabilità dei campioni forensi è di fondamentale importanza. Ogni campione può avere un'importanza forense cruciale e una cattiva gestione o tracciabilità può compromettere non solo l'integrità scientifica del campione, ma anche la validità delle prove in tribunale.

- Raccolta di campioni :
    - Il momento in cui viene prelevato un campione è fondamentale. L'infermiere deve assicurarsi che i campioni siano raccolti secondo i protocolli standard, utilizzando strumenti sterilizzati ed evitando qualsiasi contaminazione.
- Etichettatura e documentazione :
    - Non appena viene prelevato un campione, questo deve essere etichettato immediatamente con informazioni chiare: nome del defunto, data e ora del prelievo, natura del campione e identità della persona che lo ha prelevato.
    - Questa fase è fondamentale per garantire la tracciabilità e l'integrità del campione durante il suo ciclo di vita.

- Stoccaggio e conservazione :
  - A seconda della natura del campione, è necessario rispettare condizioni di conservazione specifiche, che si tratti di refrigerazione, congelamento o immersione in una soluzione conservante. Gli infermieri devono conoscere e applicare le migliori prassi per ogni tipo di campione.
- Sistema di monitoraggio :
  - Un sistema di tracciamento efficace è essenziale. Oggi, molti stabilimenti utilizzano sistemi elettronici per garantire la tracciabilità in tempo reale di ogni campione. Questi sistemi consentono di sapere in ogni momento dove si trova il campione, chi lo ha maneggiato e quali analisi sono state effettuate.
- Trasporto dei campioni :
  - Se un campione deve essere inviato a un laboratorio esterno per l'analisi, è necessario seguire procedure di trasporto rigorose. Queste includono l'uso di un imballaggio appropriato, un'etichettatura chiara e, se necessario, le condizioni di conservazione durante il trasporto.

- Analisi e interpretazione :
  - Una volta che il campione è pronto per l'analisi, la tracciabilità continua ad essere essenziale. I risultati dell'analisi devono essere correttamente ricondotti al campione originale e qualsiasi manipolazione o interpretazione deve essere attentamente documentata.
- Conservazione a lungo termine :
  - In alcuni casi, i campioni possono essere conservati per lunghi periodi, per motivi legali o per possibili analisi future. I protocolli di conservazione a lungo termine devono

garantire che il campione rimanga intatto e non contaminato.
- Eliminazione :
  - Quando un campione non è più necessario, deve essere smaltito secondo protocolli specifici. Questo garantisce sicurezza, riservatezza e rispetto per il defunto.

La gestione dei campioni e la tracciabilità sono al centro dell'integrità della medicina legale. Assicurando una gestione attenta e rigorosa dei campioni, l'infermiere forense svolge un ruolo cruciale nel preservare la verità forense e la giustizia per i defunti e le loro famiglie.

Capitolo 4

INTERVENTI SPECIFICI

Trattare con le vittime di violenza (fisica, sessuale, ecc.)

L'interazione con le vittime di violenza è una delle responsabilità più delicate e cruciali per gli infermieri forensi. Queste vittime, spesso traumatizzate e vulnerabili, devono essere trattate con compassione, abilità e sensibilità. Il ruolo dell'infermiere va oltre la semplice raccolta di prove; è un ruolo umano ed empatico.

- Accoglienza e rafforzamento della fiducia:
  - Il primo passo è fornire un ambiente sicuro e accogliente per la vittima. L'infermiere deve stabilire un rapporto di fiducia ascoltando, evitando di giudicare e garantendo la riservatezza.
- Valutazione iniziale :
  - Questa fase comporta la determinazione dell'urgenza medica delle lesioni, se presenti, e la garanzia che la vittima sia fisicamente stabile. Potrebbe essere necessaria un'assistenza medica urgente prima di qualsiasi procedura medico-legale.
- Colloquio forense :
  - L'infermiere fa un'anamnesi dettagliata degli eventi, ponendo domande in modo aperto e neutrale. Questa fase è fondamentale per capire cosa è successo e determinare quali prove possono essere raccolte.
- Esame fisico e raccolta delle prove :
  - Con il consenso della vittima, l'infermiere esegue un esame fisico. Questo esame deve essere eseguito con la massima attenzione e rispetto, spiegando ogni fase alla vittima. Le prove, come campioni o fotografie, vengono raccolte con precisione.

- Prevenzione dei postumi :
  - A seconda della natura della violenza, possono essere necessari i n t e r v e n t i preventivi, come la profilassi post-esposizione per l'HIV o il trattamento delle IST. L'infermiera informa anche la vittima dei segni e dei sintomi a cui prestare attenzione.
- Rinvio ai servizi di assistenza:
  - Le vittime di violenza possono avere bisogno di varie forme di supporto, tra cui consulenza, gruppi di sostegno e assistenza legale. L' infermiere deve conoscere le risorse disponibili e indirizzare la vittima di conseguenza.
- Documentazione e rapporto :
  - L'infermiere documenta in modo esaustivo tutte le osservazioni, le dichiarazioni della vittima e le prove raccolte. Questa documentazione può essere fondamentale per le indagini successive e i procedimenti legali.
- Follow-up:
  - Se necessario, e con il consenso della vittima, si   possono fissare appuntamenti di follow-up per monitorare i postumi medici o per continuare a raccogliere prove, ad esempio nel caso di violenza sessuale, dove è meglio raccogliere certi campioni dopo un certo periodo di tempo.

L'assistenza alle vittime di violenza è un aspetto della medicina legale che richiede non solo competenze mediche, ma anche molta umanità. L'infermiere è spesso il primo professionista sanitario che la vittima incontra e, in quanto tale, svolge un ruolo chiave nel recupero fisico ed emotivo della vittima, aiutando al contempo a raccogliere prove che possono essere essenziali per ottenere giustizia.

L'infermiera Affrontare le morti sospette

Di fronte a una morte sospetta, l'infermiere forense svolge un ruolo centrale. La loro formazione e la loro esperienza consentono loro di fare da ponte tra il mondo medico e quello legale, aiutando a chiarire le circostanze del decesso e offrendo al contempo un rispetto e una dignità inestimabili alla persona deceduta.

- Valutazione iniziale del corpo:
  - Quando arriva la salma, l'infermiere esegue una valutazione iniziale per determinare le condizioni del defunto, annotare eventuali segni evidenti di trauma o altre caratteristiche rilevanti e documentare qualsiasi osservazione.
- Preparazione per l'autopsia :
  - L'infermiere prepara il corpo per l'esame post-mortem. Ciò può includere la pulizia del corpo, lo scatto di fotografie preliminari e la preparazione degli strumenti necessari per l'autopsia.
- Assistenza autoptica :
  - Durante l'autopsia, l'infermiere lavora a stretto contatto con il patologo forense, fornendo strumenti, aiutando a raccogliere campioni e documentando le osservazioni.
- Raccolta di prove:
  - Nel contesto di una morte sospetta, ogni dettaglio può essere cruciale. L'infermiera si assicura che tutti i campioni siano prelevati, conservati e documentati correttamente, garantendo la loro integrità per eventuali analisi successive o presentazioni in tribunale.
- Comunicazione con gli investigatori :
  - L'infermiere potrebbe aver bisogno di comunicare direttamente con la polizia,

fornendo dettagli medici rilevanti che possono informare l'indagine sulla causa del decesso.

- Gestire le emozioni e lo stress :
  - Di fronte a una morte sospetta, gli infermieri possono trovarsi di fronte a scene emotivamente impegnative. È essenziale che abbiano gli strumenti e il supporto necessari per gestire lo stress e l'impatto emotivo del loro lavoro.
- Formazione continua e training :
  - Poiché le tecniche forensi e i metodi di indagine sono in costante evoluzione, gli infermieri devono tenersi al passo con gli ultimi sviluppi, frequentando regolarmente corsi di formazione e aggiornandosi sulle migliori pratiche.
- Comunicazione con le famiglie :
  - In alcuni casi, agli infermieri può essere chiesto di fornire informazioni alle famiglie in lutto, rispettando i limiti di riservatezza e i protocolli stabiliti.

La morte sospetta porta con sé la sua parte di mistero, dolore e incertezza. Per l'infermiere forense, significa navigare in questo paesaggio complesso con abilità, compassione e integrità, svolgendo un ruolo essenziale nella ricerca della verità e della giustizia, onorando al contempo la dignità delle persone decedute.

Aspetti specifici dell'assistenza bambini e persone vulnerabili

Gli infermieri forensi che hanno a che fare con bambini o persone vulnerabili, anziani, disabili o altre popolazioni fragili, devono dimostrare particolare attenzione, empatia e competenza. Queste persone hanno spesso maggiori probabilità di subire un danno, sono meno in grado di denunciarlo e richiedono un'assistenza personalizzata per le loro esigenze specifiche.

- Comunicazione adattata :
  - È essenziale stabilire un metodo di comunicazione che tenga conto delle capacità cognitive ed emotive della persona. Con i bambini, ciò può significare l'utilizzo di un linguaggio semplificato o di ausili visivi. Per le persone con disabilità, può significare utilizzare metodi di comunicazione alternativi.
- Atmosfera rassicurante:
  - L'ambiente forense può essere intimidatorio. Creare un ambiente sicuro, magari con giocattoli per i bambini o oggetti familiari per gli anziani, può aiutare a ridurre l'ansia.
- Esame fisico appropriato :
  - Esaminare un bambino o una persona vulnerabile può richiedere tecniche specifiche o una maggiore pazienza. È fondamentale assicurarsi che la persona si senta sicura e compresa.
- Riconoscere i segni del trauma :
  - I bambini e le persone vulnerabili possono mostrare segni di trauma in modi diversi. Gli infermieri devono essere formati per riconoscere questi segnali sottili e appropriati.
- Collaborare con i reparti specializzati:
  - Spesso possono essere coinvolti a l t r i professionisti, come assistenti sociali, psicologi o avvocati. Una collaborazione efficace è essenziale per garantire il benessere della persona.
- Documentazione accurata :
  - Quando si tratta di popolazioni vulnerabili, una documentazione accurata è fondamentale. Questa può includere i dettagli di come sono

state raccolte le informazioni, gli eventuali testimoni presenti e le misure adottate per garantire il comfort della persona.
- Educare le famiglie e gli assistenti:
    - Le famiglie e gli assistenti svolgono un ruolo essenziale nel sostenere le persone vulnerabili. Informarli e formarli su cosa aspettarsi, sui segnali del trauma e sulle risorse disponibili è fondamentale.
- Rispetto e dignità :
    - Al di là di tutte le tecniche e le competenze, è fondamentale trattare ogni individuo, a prescindere dalle sue capacità o dalla sua età, con il massimo rispetto e dignità.

L'assistenza ai bambini e alle persone vulnerabili nella medicina legale è una sfida gratificante e complessa. Gli infermieri devono costantemente bilanciare la necessità di ottenere informazioni forensi accurate con l'esigenza di fornire un'assistenza compassionevole e appropriata a persone che spesso si trovano in grande difficoltà.

Capitolo 5

TECNICHE FORENSI

Prelievi e analisi tossicologiche

Nella medicina legale, i campioni e le analisi tossicologiche svolgono un ruolo cruciale. Possono aiutare a determinare la causa del decesso, a stabilire la presenza di sostanze nell'organismo di una vittima o di un sospetto, o a fornire prove in casi criminali. Gli infermieri, in collaborazione con altri professionisti della salute, sono spesso coinvolti in questo delicato processo.

- Contesto delle analisi tossicologiche :
  - I campioni tossicologici possono essere richiesti per una serie di motivi, come il sospetto di avvelenamento, l'overdose, la guida sotto l'influenza o l'esposizione ad agenti tossici.
- Tipi di campioni :
  - **Sangue**: il campione più comunemente prelevato per determinare la presenza e la concentrazione di sostanze.
  - **Urina**: utile per rilevare la presenza di farmaci o dei loro metaboliti.
  - **Capelli**: possono indicare un'esposizione a lungo termine o l'uso di droghe per un periodo prolungato.
  - **Saliva: sempre più** utilizzata per i test di screening rapido.
  - **Tessuto organico: nel caso** di autopsie, per cercare tossine o metaboliti specifici.
- Protocollo di campionamento :
  - L'igiene è essenziale per evitare la contaminazione. Gli infermieri devono utilizzare guanti sterili e assicurarsi che i contenitori siano adeguatamente sigillati ed etichettati.
  - La tracciabilità è essenziale. Ogni campione deve essere etichettato correttamente con

dettagli quali nome, data, ora e luogo di campionamento.

- Trasporto e stoccaggio :
  - I campioni devono essere conservati alla giusta temperatura e trasportati rapidamente al laboratorio per l'analisi. Il rispetto dei protocolli garantisce l'integrità del campione.
- Interpretazione dei risultati :
  - La presenza di una sostanza non significa necessariamente che sia la causa di un sintomo o di un decesso. Comprendere i livelli terapeutici, tossici e letali è fondamentale. Gli infermieri devono anche essere consapevoli delle possibili interazioni tra diversi farmaci o sostanze.
- Etica e riservatezza :
  - Come per tutte le procedure mediche, l'etica deve essere rispettata. Bisogna ottenere il permesso (tranne in alcune circostanze legali) e mantenere la riservatezza dei risultati.
- Comunicazione con altri professionisti:
  - L'infermiere potrebbe dover comunicare i risultati a scienziati forensi, investigatori o altri professionisti della salute. Una chiara comprensione del contesto e delle implicazioni dei risultati è essenziale.

I campioni e le analisi tossicologiche sono strumenti potenti nel mondo della medicina legale. Possono rivelare verità nascoste, far luce su misteri medici o fornire prove preziose nei procedimenti legali. Per gli infermieri, abilità, precisione e integrità sono fondamentali in questo processo.

L'importanza di La catena di custodia delle prove

La catena di custodia è un elemento essenziale nel settore forense. Garantisce l'integrità, la tracciabilità e la credibilità delle prove raccolte, assicurando che possano essere utilizzate con fiducia nei procedimenti legali.

- Definizione della catena di custodia :
  - La catena di custodia è un processo che documenta il possesso, il trasferimento, la manipolazione e la conservazione delle prove, dal momento in cui vengono raccolte fino a quando vengono presentate in tribunale o smaltite.
- Garantire l'integrità delle prove:
  - Affinché le prove siano ammissibili in tribunale, è necessario dimostrare che non sono state alterate, contaminate o falsificate in alcun modo. Una catena di custodia ben documentata è una garanzia che le prove sono state gestite con la massima cura.
- Evitare le controversie legali:
  - Una catena di custodia interrotta o mal documentata può portare a mettere in discussione la validità delle prove. Questo può portare all'esclusione delle prove da un processo o, in alcuni casi, all'annullamento di una condanna.
- Responsabilità e ruolo dell'infermiere:
  - Gli infermieri svolgono un ruolo chiave nel mantenere la catena di custodia, in particolare quando raccolgono campioni biologici o altre prove mediche. La documentazione accurata, la conservazione sicura e la corretta consegna dei campioni sono fondamentali.

- Protocolli standardizzati :
  - Per garantire una catena di custodia uniforme e affidabile, è necessario disporre di protocolli standardizzati. Ciò include l'uso di confezioni sigillate, etichette di identificazione e moduli di documentazione appropriati.
- Tracciabilità :
  - Ogni volta che le prove vengono trasferite da una persona all'altra o manipolate, devono essere debitamente registrate. Questa tracciabilità assicura la possibilità di tracciare la storia completa del trattamento di una prova.
- Formazione e consapevolezza :
  - I professionisti coinvolti nella raccolta, elaborazione o gestione delle prove devono essere adeguatamente formati sull'importanza della catena di custodia. Questo assicura che gli errori siano ridotti al minimo e che vengano seguiti i protocolli.
- Conseguenze di una catena di custodia interrotta :
  - Al di là delle implicazioni legali, una catena di custodia interrotta può portare a una perdita di fiducia nel sistema legale, a un'identificazione errata e, in alcuni casi, a un'ingiustizia per le persone coinvolte.

La catena di custodia delle prove è più di un processo amministrativo: è il fondamento dell'integrità giudiziaria. Per l'infermiere forense, comprendere e rispettare questa catena non è solo una responsabilità professionale, ma anche un dovere etico nei confronti della giustizia e della verità.

Progressi tecnologici : DNA, imaging, ecc.

La scienza forense, come molti altri campi medici, è stata profondamente trasformata dai progressi tecnologici. Queste innovazioni hanno aumentato la precisione, l'efficienza e l'affidabilità delle analisi, offrendo opportunità senza precedenti per risolvere casi legali complessi e comprendere meglio le circostanze di un decesso o di un trauma.

- Analisi del DNA :
  - **Introduzione e impatto**: l'identificazione del DNA ha rivoluzionato la risoluzione dei crimini. Consente un'identificazione precisa da piccoli campioni biologici, rendendo possibile la risoluzione di casi irrisolti risalenti a decenni fa.
  - **Tecniche avanzate**: Metodi come il sequenziamento di nuova generazione consentono di analizzare campioni di DNA degradati o misti, aumentando le possibilità di ottenere un profilo genetico utilizzabile.
  - **Limiti ed etica**: sebbene il DNA sia uno strumento potente, solleva anche questioni etiche sulla privacy, l'archiviazione dei dati e i diritti umani.
- Imaging medico nella medicina legale :
  - **Tomografia computerizzata (TC)**: fornisce un'immagine 3D dettagliata degli organi interni, spesso utilizzata per determinare la causa del decesso senza la necessità di un'autopsia invasiva.
  - **Risonanza magnetica (RM)**: utilizzata per visualizzare i tessuti molli, può aiutare a identificare traumi o patologie specifiche.

- **Radiografia**: sebbene sia una tecnica più vecchia, è ancora preziosa per visualizzare fratture, corpi estranei o lesioni ossee.
- Tecnologie di identificazione digitale :
  - **Riconoscimento facciale**: anche se controversa, questa tecnologia può aiutare a identificare le vittime o i sospetti dai filmati o dalle foto delle telecamere a circuito chiuso.
  - **Impronte digitali digitalizzate**: L'uso di scanner ad alta risoluzione consente di analizzare le impronte digitali in modo rapido e preciso, facilitando le corrispondenze con il database.
- Tossicologia moderna :
  - Con lo sviluppo della spettrometria di massa e di altre tecniche avanzate, i laboratori possono ora rilevare concentrazioni estremamente basse di sostanze, comprese le droghe sintetiche che sono apparse recentemente sul mercato.
- Applicazioni e software digitali :
  - Il software di modellazione può aiutare a ricostruire le scene del crimine o le traiettorie dei proiettili. Inoltre, i database centralizzati consentono di condividere e analizzare rapidamente le informazioni, accelerando le indagini.
- La stampa 3D nella medicina legale:
  - Le stampanti 3D possono essere utilizzate per creare repliche di ossa, armi e altre prove, rendendole più facili da visualizzare e analizzare.
- Sfide e precauzioni :
  - Nonostante i vantaggi, queste tecnologie non sono infallibili. Gli errori, dovuti a problemi tecnici o umani o alla contaminazione, possono avere serie conseguenze legali. Inoltre, ci sono

questioni etiche e legali che riguardano la privacy, la conservazione dei dati e il consenso.

I progressi tecnologici della medicina legale offrono opportunità interessanti per i professionisti del settore, compresi gli infermieri. Tuttavia, da queste opportunità derivano anche delle responsabilità, che richiedono una formazione continua, una consapevolezza etica e una rigorosa adesione a protocolli standardizzati.

Capitolo 6

ASPETTI PSICOLOGICO ED ETICO

Supporto famiglie in lutto

Il cuore della medicina legale, al di là delle procedure tecniche, delle analisi e dei rapporti, è l'elemento umano. L'infermiere forense è spesso uno dei primi professionisti sanitari a interagire con le famiglie in lutto. Questo supporto, che combina sensibilità, professionalità ed etica, è essenziale per aiutare i propri cari a superare questo periodo doloroso.

- Comprendere il processo di lutto:
    - Il lutto è una risposta naturale alla perdita, ma non ha una cronologia fissa o una manifestazione uniforme. Ogni persona, ogni famiglia, vive il lutto a modo suo.
- Il primo incontro :
    - I primi momenti di contatto con una famiglia in lutto sono cruciali. L'approccio deve essere improntato all'empatia, al rispetto e alla sincerità. Il tono di voce, la scelta delle parole e il linguaggio del corpo giocano tutti un ruolo essenziale nella creazione di uno spazio sicuro e rispettoso.
- Comunicazione chiara e trasparente:
    - Le famiglie sono alla ricerca di risposte. Anche se ci possono essere informazioni che non possono o non devono essere condivise immediatamente, è importante essere il più possibile trasparenti e diretti, pur rimanendo sensibili.
- Rispettare i rituali culturali e religiosi:
    - Ogni cultura e religione ha i suoi riti e le sue usanze che riguardano la morte. È fondamentale conoscerli, rispettarli e incorporarli il più possibile nelle interazioni e nelle procedure.

- Rinvio a risorse specializzate:
  - Gli infermieri da soli non possono soddisfare tutte le esigenze di una famiglia in lutto. È quindi fondamentale sapere a quali organizzazioni e professionisti specializzati (psicologi, consulenti per il lutto, gruppi di sostegno) indirizzare le famiglie.
- Gestire le emozioni personali :
  - Sostenere le famiglie in lutto è emotivamente impegnativo. Gli infermieri devono anche prendersi cura di se stessi, cercare supporto se necessario e riconoscere quando è necessario fare un passo indietro.
- Mantenere la riservatezza :
  - La discrezione è fondamentale. I dettagli sulle circostanze di un decesso o di un caso giudiziario devono rimanere riservati, a meno che non sia legalmente o eticamente necessario condividerli.
- Il resto del processo :
  - Anche dopo il primo incontro, il supporto può continuare. Che si tratti di condividere i risultati dei test, di rispondere alle domande successive o semplicemente di offrire un supporto continuo, l'infermiera rimane un pilastro per la famiglia.

Il sostegno alle famiglie in lutto è un aspetto spesso sottovalutato della medicina legale. Tuttavia, per molte famiglie, l'infermiere può essere un faro nella tempesta, una presenza rassicurante e professionale, che guida i propri cari in uno dei periodi più difficili della loro vita.

Gestione dello stress
e preservare la salute mentale

La professione di infermiere forense comporta sfide emotive, psicologiche e talvolta anche fisiche uniche. Dovendo affrontare regolarmente la morte, la sofferenza e l'angoscia delle famiglie, questi professionisti sono soggetti a un notevole stress. È fondamentale che abbiano gli strumenti e le risorse necessarie per gestire questo stress e preservare la loro salute mentale.

- Riconoscere i segni:
    - I primi sintomi dello stress o del burnout possono essere sottili: irritabilità, stanchezza, insonnia, sensazione di isolamento o ansia. Riconoscere questi segnali è il primo passo per affrontarli.
- Stabilire i confini :
    - Sebbene la compassione e l'empatia siano essenziali in questa professione, è anche importante saper porre dei limiti. Questo assicura un equilibrio tra vita professionale e personale, evitando un sovraccarico emotivo.
- Sviluppare tecniche di rilassamento :
    - Che si tratti di meditazione, yoga, respirazione profonda o qualsiasi altra tecnica, questi metodi possono aiutarla a concentrarsi, a ridurre l'ansia e a gestire lo stress quotidiano.

- Cercare un supporto professionale:
    - Non c'è da vergognarsi nel chiedere aiuto. La terapia o la consulenza possono offrire strategie per gestire lo stress, affrontare il trauma e prevenire il burnout.
- Stabilire una rete di supporto:
    - I colleghi, gli amici, i familiari o i gruppi di sostegno specializzati possono fornire ascolto,

condividere esperienze e offrire prospettive diverse.

- Prendersi cura di sé fisicamente:
  - Una dieta equilibrata, un'attività fisica regolare e un sonno sufficiente sono essenziali per gestire lo stress e mantenere una buona salute mentale.
- Ritualizzare la fine della giornata:
  - Può essere utile avere un rituale per segnare la fine della giornata lavorativa e il passaggio alla vita privata, che sia una passeggiata, un momento di lettura o qualsiasi altra attività rilassante.
- Ulteriore formazione e supervisione :
  - Partecipare a workshop o corsi di formazione sulla gestione dello stress o sulla salute mentale può essere utile. Le sessioni di supervisione offrono anche uno spazio sicuro per discutere le sfide professionali.
- Fare delle pause:
  - Se possibile, si prenda del tempo durante la giornata per   riposare. Inoltre, prendersi una vacanza o un periodo di riposo può aiutarla a ricaricare le batterie e a prevenire l'esaurimento.
- Riconoscere i propri limiti:
  - È fondamentale ammettere di essere sopraffatti e parlarne con un supervisore o un collega. A volte un semplice adeguamento delle responsabilità può fare la differenza.

Gestire lo stress e mantenere la salute mentale non sono segni di debolezza, ma di forza. Per un infermiere forense, questo garantisce non solo la propria salute e il proprio benessere, ma anche la qualità dell'assistenza e del supporto che offre agli altri.

Dilemmi etici nella medicina legale

Nella medicina legale, scienza e giustizia si intersecano, dando origine a una serie di dilemmi etici unici. Come perno tra questi due mondi, gli infermieri si trovano regolarmente di fronte a questioni etiche complesse. È essenziale affrontarle con riflessione, integrità e rispetto.

- Conflitto tra giustizia e assistenza :
    - Gli infermieri sono formati innanzitutto per fornire assistenza. Ma nella medicina legale, la ricerca della verità giudiziaria può talvolta entrare in conflitto con l'imperativo di fornire assistenza. Come si possono conciliare queste due responsabilità?
- Riservatezza contro divulgazione :
    - La protezione delle informazioni mediche è un pilastro dell'etica medica. Tuttavia, nella medicina legale, alcuni elementi possono essere richiesti dai tribunali. Quando e come devono essere divulgate queste informazioni e in che misura?
- Il consenso in un contesto giudiziario :
    - Le procedure legali possono richiedere esami o prelievi di campioni. Come possiamo assicurarci che il paziente o la famiglia diano un consenso informato, soprattutto quando sono sotto shock o in lutto?
- Trattamento dei detenuti e diritti umani :
    - Quando effettuano esami medici su detenuti o sospetti, come possono gli infermieri garantire un trattamento etico, soprattutto in contesti in cui i diritti umani potrebbero essere compromessi?
- Imparzialità e pregiudizio :
    - Gli infermieri devono rimanere neutrali, ma i pregiudizi inconsci possono influenzare le

osservazioni e le decisioni. Come si può garantire un'imparzialità costante?

- Interazioni con la famiglia :
  - Nelle situazioni di autopsia o di morte sospetta, le famiglie possono essere angosciate e persino arrabbiate. Come si fa a destreggiarsi tra le esigenze emotive dei propri cari e le richieste del processo legale?
- Decisione dell'autopsia contro la volontà religiosa o culturale:
  - Alcune culture e religioni hanno riserve o divieti sulle autopsie. Come si possono rispettare queste convinzioni, assicurando al contempo il rispetto dei requisiti legali e medici?
- Tecnologie emergenti e consenso:
  - Con i progressi delle tecnologie come il sequenziamento genomico, stanno emergendo nuove questioni etiche. Come possiamo garantire che i pazienti comprendano le implicazioni di questi test?
- Formazione e apprendimento sugli organi :
  - L'utilizzo dei corpi per la formazione o la ricerca è fondamentale, ma solleva anche questioni etiche. Come possiamo garantire il rispetto dei defunti e delle loro famiglie?
- Gestione di un guasto o di un errore :
  - Nella medicina legale, un errore può avere importanti conseguenze legali. Come si fa a gestire queste situazioni, ad assumersi la responsabilità e a garantire che sia fatta giustizia?

I dilemmi etici nella medicina legale richiedono una profonda riflessione, il rispetto dei diritti delle persone e un impegno costante all'integrità. Per l'infermiere, rappresentano sia una sfida che un'opportunità per rafforzare la fiducia del pubblico nel sistema giudiziario e medico.

Capitolo 7

CASI DI STUDIO E FEEDBACK

Analisi di casi reali: lezioni apprese

L'analisi di casi forensi reali offre una preziosa opportunità di apprendimento. Non solo ci permette di comprendere le sfumature delle situazioni reali, ma fornisce anche lezioni essenziali per migliorare la pratica. Sebbene ogni caso sia unico, spesso offre lezioni comuni.

- **Il caso di un campionamento inadeguato :**
- Durante un'autopsia, un campionamento inappropriato ha compromesso i risultati tossicologici, ostacolando il processo giudiziario.
  - **Lezione**: il rigore e la precisione nella raccolta dei campioni sono fondamentali. La formazione continua e l'aggiornamento delle competenze garantiscono l'affidabilità delle procedure.

- **Morte dovuta a una malattia rara:**
- Una donna è morta improvvisamente e l'autopsia iniziale non ha rivelato la causa. Tuttavia, un'attenta revisione dell'anamnesi familiare ha rivelato una rara malattia cardiaca ereditaria.
  - **Lezione**: l'importanza di un'anamnesi medica completa e dell'analisi della storia familiare. Le informazioni non mediche possono essere altrettanto vitali dei dati clinici.

- **Identificazione errata del corpo :**
- Due vittime di un incidente stradale sono state identificate in modo errato, causando un'immensa sofferenza alle loro famiglie.
  - **Lezione**: le procedure di identificazione devono essere meticolose e sfaccettate, incorporando metodi come le impronte dentali, il DNA e l'identificazione visiva da parte dei parenti.

- **L'angoscia di una famiglia non informata :**
- È stata effettuata   un'autopsia senza informare completamente la famiglia dei dettagli, causando una violazione della fiducia.
  - **Lezione**: una comunicazione trasparente ed empatica con le famiglie è essenziale. Il rispetto dei loro sentimenti e diritti è fondamentale.

- **Giudicare male i segnali di violenza:**
- Un individuo deceduto presentava lievi contusioni, inizialmente considerate benigne. Ulteriori indagini hanno rivelato una causa violenta.
  - **Lezione**: occorre prestare attenzione, anche di fronte a segni impercettibili. Ogni segno o lesione deve essere attentamente esaminato e documentato.

- **Mancanza di collaborazione interdisciplinare:**
- In un caso complesso che riguardava un possibile avvelenamento, la mancanza di comunicazione tra gli esperti ha ritardato la risoluzione.
  - **Lezione**: la medicina legale è uno sforzo collaborativo. Una comunicazione aperta tra infermieri, medici legali, tossicologi e altri specialisti è fondamentale.

- **Trascurare il follow-up psicologico :**
- Dopo essere stata esposta a una serie di incidenti traumatici,   un'infermiera ha sviluppato un disturbo da stress post-traumatico.
  - **Lezione**: la salute mentale dei professionisti forensi è fondamentale. Il supporto psicologico deve essere integrato nel quadro professionale.

L'analisi di questi casi evidenzia la complessità e la responsabilità insita nella medicina legale. Imparando da ogni situazione, i professionisti possono perfezionare continuamente le loro competenze, assicurando la massima qualità del servizio per la giustizia, i defunti e le loro famiglie.

Errori da evitare

La medicina legale, in quanto ponte tra medicina e giustizia, è un'area in cui gli errori possono avere conseguenze profonde, non solo per le famiglie dei defunti, ma anche per i procedimenti legali. Ecco un elenco di errori comuni da evitare, insieme a raccomandazioni per garantire una pratica etica e professionale.

- Trascurare   la documentazione :
  - Tutte le informazioni, per quanto insignificanti, devono essere registrate con precisione.
  - Raccomandazione: utilizzare una lista di controllo per garantire che tutti i passaggi siano documentati.
- Mancata osservanza dei protocolli igienici:
  - Anche sotto pressione, i protocolli sanitari devono essere rispettati.
  - Raccomandazione: rivedere e aggiornare regolarmente la formazione sulle buone pratiche igieniche.
- Comunicare i risultati prematuramente:
  - Fornire informazioni prima che siano state completate   tutte le analisi può essere fuorviante.
  - Raccomandazione: assicurarsi che tutti i risultati siano finalizzati e rivisti prima di comunicarli.
- Ignorando o minimizzando l'importanza della catena di custodia delle prove:

- Qualsiasi interruzione può mettere in dubbio la validità dei campioni.
- Raccomandazione: seguire rigorosamente le procedure e documentare ogni fase della catena.

- Affidarsi esclusivamente all'esperienza personale piuttosto che ai protocolli stabiliti:
  - L'esperienza è preziosa, ma non sostituisce le procedure standard.
  - Raccomandazione: incoraggiare una cultura del rispetto dei protocolli, valorizzando l'esperienza.

- Trascurare il benessere emotivo dei propri cari:
  - Le famiglie sono spesso in lutto e hanno bisogno di una comunicazione empatica.
  - Raccomandazione: offrire una formazione sulla comunicazione compassionevole al suo team.

- Sottovalutare l'impatto emotivo su di sé:
  - Ignorare il proprio benessere può portare al burnout.
  - Raccomandazione: incorporare valutazioni regolari del benessere e offrire un supporto psicologico.

- Mancanza di aggiornamenti e di formazione continua:
  - La medicina legale è in costante evoluzione, soprattutto con i progressi tecnologici.
  - Raccomandazione: incoraggiare la formazione continua per mantenersi aggiornati.

- Saltare alle conclusioni senza prove concrete:
  - Una conclusione affrettata può distorcere la verità.
  - Raccomandazione: affrontare ogni caso con una mentalità aperta e basata sui fatti.

- Trascurare la collaborazione interdisciplinare :
  - La medicina legale richiede l'esperienza di diversi professionisti.

- Raccomandazione: facilitare e incoraggiare la collaborazione tra i vari esperti.
- Non riconoscere i propri limiti:
  - Nessuno è infallibile; è fondamentale sapere quando chiedere aiuto o una seconda opinione.
  - Raccomandazione: coltivare una cultura di umiltà e collaborazione all'interno del team.

Evitando questi errori, l'infermiere forense può garantire una pratica professionale e rispettosa al servizio della giustizia e della verità.

Testimonianze di infermieri esperti di medicina legale

Nota: le seguenti testimonianze sono fittizie, ma hanno lo scopo di illustrare la diversità e la profondità dell'esperienza degli infermieri forensi.

Camille, 10 anni di esperienza:
"Per me, la scienza forense è molto più di un lavoro, è una vocazione. Ogni caso mi ricorda l'importanza del nostro ruolo, non solo nella ricerca della verità, ma anche nel sostenere le famiglie in lutto. Una volta, dopo un'autopsia particolarmente delicata, ho trascorso un'ora con la famiglia, rispondendo alle loro domande e aiutandoli a trovare pace. Sono questi momenti che danno un significato profondo al mio lavoro".

Khaled, 15 anni di esperienza:
"Ricordo un caso in cui gli indizi iniziali sembravano chiari, ma qualcosa mi diceva che forse ci era sfuggito qualcosa. Dopo aver ripetuto i test e chiesto il parere di un collega, abbiamo scoperto una rara anomalia genetica. Questo non solo ha fatto luce sulla causa del decesso, ma ha anche permesso alla famiglia di sottoporsi ai test e di adottare

misure preventive. Il rigore e la perseveranza sono essenziali in questa professione".

Elena, 7 anni di esperienza:
"Molte persone non si rendono conto del peso emotivo che portiamo con noi. Sì, siamo addestrati a farlo, ma ogni caso, ogni corpo ha una storia, una famiglia. È una sfida costante navigare tra il nostro dovere professionale e la nostra umanità. Fortunatamente, ho un team incredibile intorno a me e ci sosteniamo a vicenda nei giorni più difficili".

Raj, 20 anni di esperienza:
"Con i progressi della tecnologia, il nostro campo si è evoluto enormemente. Quello che prima era un intervento che durava diversi giorni, oggi può essere eseguito in poche ore grazie alla tecnologia. Tuttavia, l'aspetto più gratificante per me rimane la collaborazione con i miei colleghi. Insieme, uniamo le nostre conoscenze e competenze per risolvere i puzzle più complessi".

Léa, 5 anni di esperienza:
"Sono entrata nella medicina legale dopo aver lavorato in terapia intensiva. La transizione è stata uno shock, ma ho capito subito l'importanza del nostro ruolo. Ogni vittima merita giustizia e dignità, ed è quello che ci sforziamo di fornire, giorno dopo giorno. E anche se alcuni giorni sono più difficili di altri, so che sto contribuendo a qualcosa di molto più grande di me".

Questi racconti di fantasia cercano di evidenziare le sfide, le ricompense e la passione che animano gli infermieri forensi. Ogni caso ha i suoi misteri da risolvere, le famiglie da confortare e le verità da scoprire.

Capitolo 8

LA RELAZIONE INTERSETTORIALE

Lavorare con la polizia e gli investigatori

L'interazione tra il personale medico e la polizia è un aspetto essenziale della medicina legale. Se condotta correttamente, questa collaborazione non solo fa luce sulle circostanze di un decesso o di un'aggressione, ma porta anche giustizia alla vittima e risposte ai suoi parenti. Come membro chiave del team forense, l'infermiere svolge un ruolo fondamentale in questa alleanza.

1. Comunicazione interprofessionale :
Una delle competenze chiave per un infermiere forense è la capacità di comunicare efficacemente con la polizia e gli investigatori. Ciò significa trasmettere informazioni mediche complesse in modo comprensibile a chi non ha una formazione medica, assicurando al contempo che i dettagli cruciali non vadano persi.

2. Raccolta di prove:
In molti casi, l'infermiere può essere il primo professionista medico a esaminare una vittima in carne e ossa, ad esempio nei casi di violenza sessuale. È quindi essenziale che sappia come raccogliere, conservare e documentare le prove fisiche che potrebbero essere utilizzate in un'indagine o in un processo.

3. Scene del crimine :
A volte l'infermiere viene chiamato sulla scena del crimine per aiutare a valutare e preservare le prove mediche. In queste situazioni, è fondamentale comprendere i protocolli investigativi per non compromettere le prove.

4. Testimonianza di esperti :
Un infermiere specializzato può essere chiamato a testimoniare in tribunale come esperto, condividendo le sue osservazioni e i suoi risultati medici per aiutare la giuria o il giudice a comprendere gli elementi medici di un caso.

5. Formazione continua :
Gli investigatori e la polizia potrebbero non conoscere le ultime tecniche o scoperte mediche. Gli infermieri possono

organizzare o partecipare a seminari e corsi di formazione per le forze dell'ordine, garantendo una comprensione reciproca e aggiornata delle procedure e delle conoscenze.

6. Rispetto e fiducia reciproci:
Il rapporto tra l'infermiere e gli investigatori si basa sulla fiducia. È essenziale che ciascuna parte comprenda e rispetti il ruolo e le competenze dell'altra, per garantire una collaborazione proficua.

7. Gestire le emozioni :
Le scene del crimine e i casi forensi possono essere carichi di emozioni. Gli infermieri, come gli investigatori, devono saper gestire le emozioni per rimanere obiettivi e professionali.

La collaborazione tra l'infermiera forense, la polizia e gli investigatori è fondamentale per la ricerca della verità. Insieme, formano un team affiatato il cui obiettivo è portare giustizia e chiarezza nei casi più oscuri e complessi.

Collaborazione con psicologi, psichiatri e assistenti sociali

La medicina legale, con le sue sfumature complesse e spesso emotive, richiede un approccio collaborativo. Mentre gli infermieri, i medici legali e la polizia svolgono ruoli cruciali, il supporto di psicologi, psichiatri e assistenti sociali è altrettanto fondamentale per garantire un'assistenza olistica a tutte le persone coinvolte, siano esse vittime, familiari o anche personale medico.

1. Assistenza alle vittime :
- **Approccio psicosociale**: dopo un trauma, la vittima può aver bisogno di aiuto per affrontare lo shock emotivo. Gli assistenti sociali possono fornire un sostegno immediato, elaborare un piano d'intervento e indirizzare la vittima ai servizi appropriati.

- **Valutazione psichiatrica**: in alcuni casi, la vittima può presentare sintomi che richiedono una valutazione psichiatrica, sia per il disturbo da stress post-traumatico, sia per la tendenza al suicidio o altre condizioni.
- **Terapia continua**: uno psicologo o uno psichiatra può fornire una terapia a lungo termine per aiutare la vittima a superare il trauma.

2. Sostegno alle famiglie:
- **Sostegno al lutto**: gli assistenti sociali possono guidare le famiglie nelle prime fasi del lutto, aiutandole a capire e a gestire le emozioni.
- **Rinvio a gruppi di sostegno**: le famiglie possono beneficiare di gruppi di sostegno in cui possono condividere le loro esperienze e sentirsi meno isolate.
- **Intervento sui conflitti**: possono sorgere tensioni nelle famiglie dopo un decesso o un trauma. Uno psicologo o un assistente sociale può intervenire per alleviare queste tensioni.

3. Supporto per il personale medico:
- **Gestione dello stress**: di fronte a situazioni emotivamente cariche, il personale medico può sentirsi stressato, stanco o addirittura esaurito. Sessioni regolari con uno psicologo o seminari sulla gestione dello stress possono essere d'aiuto.
- **Debriefing dopo casi difficili**: dopo un caso particolarmente preoccupante, una sessione di debriefing con uno psicologo può aiutare il personale a elaborare le emozioni e a trovare strategie per andare avanti.
- **Consulenze psichiatriche**: in situazioni estreme, alcuni professionisti possono richiedere una valutazione psichiatrica e un follow-up per garantire il loro benessere mentale.

4. Collaborazione e formazione interprofessionale:
- **Formazione congiunta**: Le sessioni di formazione in cui infermieri, medici legali, assistenti sociali,

psicologi e psichiatri imparano insieme possono rafforzare la collaborazione e garantire una migliore comprensione dei rispettivi ruoli.

- **Studi di casi multidisciplinari**: discutere regolarmente i casi da diverse angolazioni professionali può arricchire l'assistenza complessiva alle vittime e alle loro famiglie.

Nella medicina legale, la collaborazione interdisciplinare è essenziale per garantire un'assistenza completa e rispettosa. Ogni professionista apporta una competenza unica che, se combinata, fornisce una solida rete di supporto e di intervento per tutti gli interessati.

Interazione con gli avvocati e il sistema giudiziario

All'incrocio tra medicina e legge, l'infermiere forense svolge un ruolo essenziale, che comporta inevitabilmente l'interazione con il mondo legale. Questa collaborazione assicura che le prove mediche siano utilizzate correttamente nei procedimenti legali e che la giustizia sia fatta in modo equo.

1. Preparare le testimonianze:
   - **Comprendere le aspettative legali**: gli infermieri devono essere preparati a spiegare i loro risultati in modo comprensibile per un pubblico legale, pur rimanendo accurati dal punto di vista medico.
   - **Simulazione di testimonianza**: lavorare con gli avvocati per esercitarsi a testimoniare può aiutarla a prepararsi alla pressione dell'aula di tribunale.
2. Il ruolo del testimone esperto:
   - **Presentazione delle prove**: all'infermiere può essere richiesto di presentare prove mediche, come rapporti o campioni autoptici, e di spiegarne la rilevanza.

- **Rispondere alle domande**: le capacità comunicative sono essenziali per rispondere alle domande degli avvocati della difesa e dell'accusa, spesso in situazioni di tensione.

3. Navigare nel sistema legale:
- **Comprendere il processo giudiziario**: è fondamentale capire come funziona il sistema, dalle prime udienze al processo, in modo da poter interagire meglio con gli avvocati e il tribunale.
- **Conformità alle procedure legali**: gli infermieri devono conoscere e rispettare i protocolli per la presentazione delle prove, la conservazione dei campioni e la testimonianza.

4. Riservatezza ed etica:
- **Protezione delle informazioni sensibili**: gli infermieri devono garantire che tutte le informazioni mediche rimangano confidenziali, tranne quando sono necessarie per i procedimenti legali.
- **Integrità professionale**: è essenziale essere onesti e trasparenti, evitando qualsiasi pregiudizio o parzialità nella presentazione di prove o testimonianze.

5. Lavorare con gli avvocati:
- **Preparazione congiunta**: I colloqui preliminari con gli avvocati aiutano a chiarire il ruolo dell'infermiere nel processo e ad anticipare eventuali domande.
- **Formazione continua**: organizzare sessioni di formazione con gli avvocati per comprendere meglio le implicazioni legali delle prove e delle testimonianze mediche.

6. Gestione della pressione :
- **Supporto emotivo**: le interazioni con il sistema legale possono essere stressanti. Trovare dei modi per gestire questo stress, come la meditazione o la consultazione di professionisti della salute mentale, può essere utile.
- **Si tenga aggiornato**: Le leggi e le procedure cambiano. La formazione continua è essenziale per

rimanere informati ed efficaci in questo ruolo interdisciplinare.

L'interazione con gli avvocati e il sistema giudiziario è una dimensione cruciale del lavoro dell'infermiere forense. Navigando abilmente in questa interfaccia, l'infermiere contribuisce a garantire che la medicina e la giustizia lavorino insieme senza soluzione di continuità, a beneficio dell'intera società.

Capitolo 9

ASPETTI MEDICO-LEGALI IN CONTESTI SPECIFICI

La medicina legale nel contesto disastri naturali o atti terroristici

In situazioni eccezionali, come disastri naturali o atti di terrorismo, la medicina legale si trova ad affrontare sfide immense, spesso imprevedibili e urgenti. Questi eventi tragici richiedono un coordinamento perfetto tra diversi settori professionali per identificare le vittime, fornire supporto alle loro famiglie e contribuire alle indagini.

1. Gestione della scena drammatica :
   - **Mettere in sicurezza il sito**: dopo un atto di terrorismo o un disastro naturale, è fondamentale mettere in sicurezza l'area prima di intraprendere qualsiasi procedura forense.
   - **Smistamento iniziale**: con un numero elevato di vittime, è fondamentale smistare rapidamente i corpi, prelevare campioni e documentare la scena.
2. Identificazione della vittima:
   - **Sfide logistiche**: le grandi catastrofi possono provocare un gran numero di morti, richiedendo un'organizzazione meticolosa per gestire l'identificazione.
   - **Uso della tecnologia**: il DNA, le impronte dentali e altri metodi sono utilizzati per identificare accuratamente le vittime quando non è possibile l'identificazione visiva.
3. Collaborazione tra agenzie:
   - **Comunicazione costante**: In queste situazioni, gli infermieri forensi devono lavorare a stretto contatto con altri professionisti, tra cui la polizia, i vigili del fuoco, i servizi di emergenza e le agenzie governative.
   - **Centri di coordinamento**: si possono creare centri specifici per gestire la crisi, dove le informazioni vengono centralizzate e diffuse in modo efficiente.

4. Sostegno alle famiglie delle vittime:
- **Centri di informazione**: si possono creare luoghi dedicati per informare le famiglie sul processo di identificazione e sugli aggiornamenti relativi ai loro cari.
- **Supporto psicologico**: dato lo shock emotivo, il supporto psicologico deve essere messo in atto rapidamente per le famiglie in lutto.

5. Raccolta e conservazione delle prove:
- **Indagini**: Nel caso di atti terroristici, le prove mediche possono essere essenziali per l'indagine penale.
- **Sfide uniche**: i disastri naturali possono compromettere la conservazione dei campioni a causa delle condizioni ambientali, richiedendo rapidi adattamenti.

6. Preparazione e formazione :
- **Simulazioni di disastri**: la formazione basata su scenari di disastri può aiutare gli infermieri forensi a prepararsi per interventi nella vita reale.
- **Collaborazione internazionale**: in alcuni casi, soprattutto per gli eventi di grandi dimensioni, potrebbe essere necessaria una collaborazione internazionale, coinvolgendo team specializzati di altri Paesi.

7. Gestire lo stress legato al lavoro :
- **Debriefing post-traumatico**: data la gravità e la portata di questi eventi, i professionisti potrebbero aver bisogno di un supporto psicologico per affrontare lo stress post-traumatico.
- **Rotazione dei team**: Per evitare il burnout, potrebbe essere necessario ruotare regolarmente i team sul campo.

Intervenire in medicina legale nel contesto di disastri naturali o atti di terrorismo richiede non solo competenze mediche, ma anche la capacità di agire rapidamente, di collaborare su larga scala e di dimostrare una grande resilienza emotiva. Questi interventi sono essenziali per rendere giustizia alle vittime, sostenere le loro famiglie e contribuire all'indagine generale.

Il ruolo dell'infermiera forense in contesti di guerra o conflitto

Le guerre e i conflitti armati presentano sfide uniche per la medicina legale. In questi contesti, l'infermiere forense svolge un ruolo essenziale nel garantire il rispetto dei diritti umani, nel documentare i crimini di guerra e nel curare le vittime. I luoghi di intervento possono essere imprevedibili, con situazioni che possono cambiare rapidamente.

1. Identificare le vittime del conflitto :
   - **Vittime di massa**: i conflitti possono generare un gran numero di vittime in un breve lasso di tempo, richiedendo sforzi di identificazione rapidi e sistematici.
   - **Esumazioni**: In alcuni casi, gli infermieri forensi possono dover riesumare fosse comuni o fosse comuni per identificare i corpi.
2. Documentazione dei crimini di guerra:
   - **Raccolta di prove**: gli infermieri forensi sono spesso in prima linea nel documentare le prove di tortura, genocidio o altri crimini contro l'umanità.
   - **Collaborazione con i tribunali internazionali**: le prove raccolte possono essere utilizzate davanti ai tribunali internazionali, come la Corte Penale Internazionale.
3. Gestione delle lesioni di guerra :
   - **Trattamento di lesioni specifiche**: i conflitti armati possono provocare tipi specifici di lesioni, come quelle causate da mine o armi chimiche.
   - **Prevenzione delle infezioni** : Nelle zone di conflitto, l'accesso all'assistenza medica può essere limitato,

rendendo cruciale la prevenzione delle infezioni secondarie.

4. Lavorare insieme in zone ostili :
   - **Lavorare con le ONG e gli organismi internazionali:** nelle zone di guerra, la collaborazione con organizzazioni come la Croce Rossa o Medici Senza Frontiere è essenziale.
   - **Sicurezza personale:** la sicurezza degli infermieri forensi può essere a rischio. Pertanto, devono essere formati sui protocolli di sicurezza per le zone di conflitto.

5. Supporto psicologico per le vittime:
   - **Trauma multiplo:** le vittime di guerra possono aver subito un trauma sia fisico che psicologico. Il trattamento di questi traumi è quindi multidimensionale.
   - **Riferimenti e collegamento:** Gli infermieri forensi devono essere in grado di indirizzare le vittime a specialisti appropriati, come psicologi o assistenti sociali.

6. Formazione specifica :
   - **Prepararsi alla guerra:** la formazione degli infermieri forensi per lavorare nelle zone di conflitto deve essere intensificata, coprendo gli aspetti medici, etici e di sicurezza.
   - **Aggiornamenti regolari:** con l'evoluzione dei metodi di combattimento e delle armi, la formazione continua è fondamentale.

7. Etica e neutralità :
   - **Neutralità professionale:** in contesti di guerra, la neutralità è essenziale per garantire l'accesso alle vittime e il rispetto da parte di tutte le parti in conflitto.
   - **Rispetto del diritto internazionale umanitario:** gli infermieri forensi devono essere ben informati sulle convenzioni e sui trattati che proteggono le vittime e il personale medico in tempo di guerra.

Nelle zone di guerra, gli infermieri forensi svolgono un ruolo fondamentale, nonostante un ambiente di lavoro particolarmente complesso e pericoloso. La loro missione va oltre la semplice applicazione di competenze mediche, in quanto implica una profonda comprensione delle questioni umane e legali in gioco. Questi professionisti diventano quindi attori principali nella documentazione delle conseguenze dei conflitti, nella difesa dei diritti umani e nella ricerca di giustizia per le vittime.

Scomparse irrisolte

Le sparizioni irrisolte sono un enigma per gli investigatori, le famiglie e la comunità. Questi casi, intrisi di mistero e incertezza, richiedono un'attenzione meticolosa e un'ampia competenza. Per l'infermiere forense, queste sparizioni presentano sfide particolari, in quanto possono comportare l'analisi di resti umani scoperti molto tempo dopo la sparizione iniziale.

1. La scoperta tardiva di resti umani :
   * **Deterioramento e decomposizione**: i corpi ritrovati molto tempo dopo una scomparsa possono essere gravemente decomposti o scheletrici, rendendo difficile l'identificazione.
   * **Impatto degli elementi naturali**: fattori come la temperatura, l'umidità e la fauna possono alterare la conservazione dei corpi e influenzare le analisi.
2. Identificazione dei resti:
   * **Uso del DNA**: nei casi in cui i resti sono gravemente degradati, il DNA può essere l'unico mezzo affidabile di identificazione.
   * **Analisi dentale e ossea**: questi metodi possono aiutare a determinare l'età, il sesso e altre caratteristiche della persona scomparsa.

3. Collaborazione con altri esperti:
- **Antropologi e odontologi forensi**: Questi specialisti possono fornire competenze preziose nell'analisi dei resti umani.
- **Professionisti del database**: Le informazioni sulle persone scomparse possono essere incrociate con i database nazionali o internazionali per facilitare l'identificazione.

4. Sostegno alle famiglie:
- **Comunicazione delicata**: informare una famiglia del potenziale ritrovamento di una persona cara richiede compassione e tatto.
- **Aiuto psicologico**: le famiglie possono avere bisogno di un supporto psicologico quando devono affrontare la conferma della morte di una persona cara.

5. Indagine sulle circostanze della scomparsa:
- **Ricerca di indizi sulla causa del decesso**: l'infermiere forense analizza i resti alla ricerca di segni di trauma o di altri indizi sulla causa del decesso.
- **Lavorare con gli investigatori**: una comunicazione fluida con gli investigatori è essenziale per aiutare a risolvere il mistero della scomparsa.

6. Formazione e preparazione specifiche:
- **Aggiornamenti regolari**: lo sviluppo delle tecniche di identificazione richiede una formazione continua per gli infermieri forensi.
- **Gestione dello stress**: occuparsi di sparizioni irrisolte può essere emotivamente impegnativo e richiede strategie di gestione dello stress.

7. Ruolo nella prevenzione e nell'educazione:
- **Sensibilizzare l'opinione pubblica**: l'infermiere forense può contribuire a sensibilizzare l'opinione pubblica sull'importanza di denunciare tempestivamente le sparizioni.
- **Formazione della polizia**: istruire la polizia su come affrontare le prime ore critiche di una scomparsa può essere fondamentale.

Le sparizioni irrisolte sono un calvario per tutte le persone coinvolte. Gli infermieri forensi svolgono un ruolo centrale nel tentativo di fornire risposte alle famiglie in cerca della verità. Sebbene ogni caso sia unico, l'esperienza, la compassione e la determinazione di questi professionisti rimangono costanti nella loro ricerca di svelare i misteri più oscuri.

Capitolo 10

QUESTIONI CULTURALI E DELLA SOCIETÀ NELLA MEDICINA LEGALE

Rispetto dei riti funebri e le credenze culturali

Oltre a dedicarsi alla loro missione scientifica, gli infermieri forensi devono anche tenere conto dei valori, delle credenze e delle tradizioni delle famiglie in lutto. Riconoscere e rispettare i riti funebri e le credenze culturali è essenziale per garantire la dignità del defunto e assicurare una collaborazione armoniosa con le famiglie e le comunità.

1. Comprendere le diverse tradizioni funerarie:
   - **Varietà di riti**: Le tradizioni funerarie variano notevolmente tra le culture, le religioni e le regioni del mondo.
   - **Implicazioni per l'autopsia**: alcuni riti richiedono una sepoltura rapida o vietano determinati interventi sul corpo.
2. Lavorare con le famiglie:
   - **Comunicazione rispettosa**: stabilire un dialogo aperto con le famiglie ci aiuta a comprendere meglio le loro aspettative e le loro esigenze specifiche.
   - **Partecipazione ai rituali**: In alcuni contesti, la presenza di professionisti medici può essere richiesta o apprezzata durante le cerimonie.
3. Adattare i protocolli :
   - **Rispettare le scadenze**: alcune culture richiedono la sepoltura entro poche ore dalla morte.
   - **Manipolazione del corpo**: l'approccio deve essere rispettoso delle credenze, ad esempio evitando determinate incisioni o utilizzando teli specifici.
4. Formazione culturale per il personale forense :
   - **Consapevolezza delle diverse credenze**: la formazione continua consente agli infermieri forensi di rimanere informati e rispettosi delle diverse tradizioni.

- **Scenari pratici**: gli studi di casi possono aiutare il personale a gestire situazioni culturalmente sensibili.
5. Lavorare con i leader della comunità:
   - **Mediazione**: i leader religiosi o della comunità possono agire come mediatori tra il personale forense e le famiglie.
   - **Educazione**: questi leader possono anche aiutare a educare la comunità sull'importanza della medicina legale, assicurandosi che i riti siano rispettati.
6. Rispetto della diversità all'interno del team forense:
   - **Team multiculturali**: avere un team eterogeneo può arricchire la comprensione e il rispetto per le diverse credenze.
   - **Condividere esperienze**: i membri del team possono condividere le loro conoscenze e prospettive sulle diverse tradizioni funerarie.
7. Riconoscimento di potenziali tensioni:
   - **Conflitti tra protocolli medici e credenze**: in alcuni casi, i requisiti medico-legali possono entrare in conflitto con le tradizioni funerarie. Per gestire queste situazioni occorrono diplomazia e creatività.
   - **Supporto emotivo**: fornire un supporto emotivo alle famiglie in lutto è essenziale, soprattutto quando si verificano tensioni culturali.

Rispettare i riti funebri e le credenze culturali è più di una semplice cortesia; è un imperativo etico per gli infermieri forensi. Tenendo conto delle tradizioni e lavorando a stretto contatto con le famiglie e le comunità, questi professionisti possono garantire la dignità del defunto e facilitare il processo di lutto, adempiendo al contempo alla loro missione cruciale nell'ambito della medicina legale.

Differenze legali
e le procedure tra i Paesi

La medicina legale, sebbene si basi su principi scientifici universali, è profondamente influenzata dai contesti legali, culturali e sociali di ogni Paese. Per l'infermiere forense, la comprensione di queste differenze è essenziale, sia per lavorare all'estero, sia per collaborare con colleghi internazionali o semplicemente per tenersi al passo con le migliori pratiche globali.

1. Sistemi giudiziari :
   - **Common Law vs. Civil Law:** la distinzione tra questi due principali sistemi giuridici influenza il modo in cui viene praticata la medicina legale, in particolare in termini di prove e testimonianze.
   - **Ruoli di esperti:** in alcuni Paesi, l'infermiere forense può essere chiamato a testimoniare come esperto in tribunale, mentre in altri questo ruolo è assegnato esclusivamente al medico legale.
2. Procedure autoptiche:
   - **Indicazioni per l'autopsia:** alcuni Paesi possono richiedere l'autopsia in circostanze specifiche, come ad esempio in caso di decessi improvvisi o inspiegabili, mentre altri concedono ai medici una maggiore libertà di azione.
   - **Consenso dei familiari:** la necessità di ottenere il consenso dei familiari varia da una giurisdizione all'altra, influenzata da considerazioni culturali e religiose.
3. Rispetto dei diritti umani:
   - **Trattamento dei detenuti:** il modo in cui i detenuti deceduti vengono trattati dal punto di vista medico-legale può variare, soprattutto nei Paesi in cui i diritti umani sono meno rispettati.

- **Identificazione delle vittime del conflitto**: alcuni Paesi hanno istituito procedure speciali per identificare le vittime di guerra o di genocidio.

4. Formazione e qualifiche :
- **Requisiti accademici**: le qualifiche necessarie per diventare infermiere forense possono variare notevolmente da un Paese all'altro.
- **Accreditamento professionale**: alcuni Paesi hanno organizzazioni professionali che accreditano o certificano gli infermieri forensi, mentre altri si affidano a istituzioni accademiche.

5. Collaborazione internazionale:
- **Organizzazioni transfrontaliere**: organizzazioni come l'INTERPOL facilitano la collaborazione nella medicina legale, in particolare nei casi di sparizioni o di crimini transfrontalieri.
- **Scambi professionali**: i programmi di scambio consentono agli infermieri forensi di lavorare all'estero e di acquisire esperienza internazionale.

6. Sviluppi tecnologici e accettazione:
- **Adozione di nuove tecnologie**: Mentre alcuni Paesi sono all'avanguardia nell'adozione di nuove tecnologie, altri possono essere resistenti, per motivi finanziari, culturali o legali.
- **Legislazione sulla protezione dei dati**: Le normative variano notevolmente da Paese a Paese, con un impatto sul modo in cui i dati genetici o biometrici possono essere utilizzati e conservati.

7. Etica e condotta professionale :
- **Codici etici**: sebbene molti principi etici siano universali, alcuni aspetti dell'etica forense possono variare a seconda della giurisdizione e della cultura.
- **Gestione dei conflitti di interesse**: il modo in cui i conflitti di interesse vengono identificati e gestiti può variare da un Paese all'altro, a seconda delle tradizioni legali.

In definitiva, sebbene la scienza alla base della medicina legale sia universale, il modo in cui viene applicata e interpretata è profondamente influenzato dal contesto locale. Per l'infermiere forense moderno, navigare in questo paesaggio internazionale richiede sia una solida preparazione scientifica che una comprensione sfumata delle diverse culture e dei sistemi legali con cui può interagire.

Le sfide poste dalla globalizzazione e mobilità

Mentre i confini si confondono e le popolazioni si spostano, la medicina legale deve adattarsi a un panorama in continua evoluzione. Le sfide poste dalla globalizzazione e dalla mobilità riguardano molti aspetti della disciplina, dai metodi di identificazione alle questioni etiche e legali.

1. Identificazione delle persone :
   - **Origini multiple**: con l'aumento della mobilità delle persone, gli infermieri forensi si trovano sempre più spesso di fronte a vittime di origini etniche e nazionali diverse.
   - **Banche dati internazionali**: la necessità di collaborare con le banche dati estere per l'identificazione, in particolare il DNA, le impronte digitali e le impronte dentarie, è in aumento.
2. Sfide legali :
   - **Molteplici giurisdizioni**: i decessi avvenuti all'estero o che coinvolgono cittadini stranieri possono porre delle sfide in termini di giurisdizione e leggi applicabili.
   - **Estradizione e trasferimento di prove**: la trasmissione di prove forensi tra Paesi può essere complessa e richiede un coordinamento giudiziario e diplomatico.

3. Formazione e standard :
- **Armonizzazione delle pratiche**: la globalizzazione richiede la standardizzazione delle pratiche e degli standard della medicina legale per garantire qualità ed etica uniformi.
- **Programmi di formazione internazionali**: gli infermieri forensi possono beneficiare di programmi di formazione all'estero, pur affrontando sfide di adattamento.

4. Questioni etiche e culturali:
- **Rispetto delle credenze e delle tradizioni**: Gli infermieri forensi devono essere consapevoli di una crescente varietà di riti funebri e di credenze religiose.
- **Diritti umani globali**: le questioni relative ai diritti umani, in particolare nelle aree di conflitto o di crisi umanitaria, richiedono un'attenzione particolare.

5. Malattie ed epidemie :
- **Emersione di nuove malattie**: La mobilità della popolazione può introdurre nuove malattie o condizioni, alterando il panorama delle potenziali cause di morte.
- **Sorveglianza epidemiologica**: l'identificazione delle cause di morte durante le epidemie richiede una collaborazione internazionale e protocolli specifici.

6. Flussi migratori :
- **Identificazione dei migranti deceduti**: Le tragedie che coinvolgono i migranti, come gli annegamenti in mare, presentano sfide uniche di identificazione e di coordinamento internazionale.
- **Collaborare con le organizzazioni umanitarie**: organizzazioni come la Croce Rossa svolgono un ruolo essenziale nella gestione dei decessi durante le crisi migratorie.

7. Gestione internazionale dei disastri:
- **Interventi in aree disastrate**: Gli infermieri forensi possono essere chiamati a lavorare in aree colpite da

disastri naturali o conflitti, che richiedono una logistica e una preparazione specifiche.

- **Collaborazione multinazionale**: questi interventi spesso comportano la collaborazione tra esperti di diversi Paesi, richiedendo un coordinamento e una comunicazione efficaci.

La globalizzazione e la crescente mobilità delle popolazioni offrono sia opportunità che sfide per la medicina legale. Con il progredire delle tecniche e delle tecnologie, anche gli infermieri forensi devono evolversi per soddisfare le esigenze mutevoli di un mondo in movimento, rispettando i principi etici e professionali che sono alla base della loro disciplina.

Capitolo 11

COMUNICAZIONE NELLA MEDICINA LEGALE

Presentazione dei risultati dell'autopsia alle famiglie

Affrontare il tema dell'autopsia con una famiglia in lutto è un compito delicato che richiede grande sensibilità, una comunicazione chiara e un profondo rispetto per i cari del defunto. L'infermiera forense, che spesso è in prima linea in questi scambi, svolge un ruolo centrale nel trasmettere le informazioni, placare le preoccupazioni e fornire supporto emotivo.

1. Preparazione dell'incontro :
   - **Informazioni complete**: Prima di incontrare la famiglia, l'infermiere forense deve essere informato in modo completo sui dettagli dell'autopsia, sui risultati preliminari e sulle procedure da seguire.
   - **Scelta dell'ambiente**: idealmente, la riunione dovrebbe svolgersi in uno spazio tranquillo e privato che favorisca la discussione.
2. L'approccio empatico:
   - **Ascolto attivo**: è fondamentale ascoltare le domande e le preoccupazioni dei propri cari prima di fornire informazioni. In questo modo, la discussione può essere adattata alle loro esigenze e conoscenze.
   - **Riconoscere il lutto**: dare importanza alle emozioni delle famiglie, riconoscere il loro dolore e offrire sostegno.
3. Comunicazione chiara e trasparente:
   - **Linguaggio appropriato**: anche se il gergo medico può essere necessario, è fondamentale esprimersi in termini semplici che la famiglia possa comprendere.
   - **Onestà**: se alcune domande rimangono senza risposta o se le analisi sono ancora in corso, è indispensabile che lo dica.

4. Anticipare le domande più frequenti:
- **Motivi dell'autopsia**: le famiglie possono chiedersi perché sia necessaria un'autopsia, soprattutto se il decesso è apparso naturale.
- **Procedure autoptiche**: spieghi brevemente come si svolge un'autopsia, evitando dettagli troppo grafici che potrebbero essere sconvolgenti.

5. Supporto emotivo :
- **Offrire conforto**: una semplice presenza, un ascolto o parole di consolazione - qualsiasi atto di conforto può essere prezioso.
- **Rinvio a professionisti**: se risulta chiaro che la famiglia ha bisogno di ulteriore supporto, l'infermiere forense può indirizzarla a psicologi o altri professionisti.

6. Riservatezza :
- **Rispetto dei dati personali**: tutte le informazioni condivise devono rimanere riservate, in conformità alle leggi sulla protezione dei dati.
- **Discussione con le persone giuste**: si assicuri di condividere i risultati solo con i familiari diretti o con le persone autorizzate.

7. Prossime tappe :
- **Procedimenti legali**: se il decesso è oggetto di un'inchiesta, informi la famiglia di questo processo e di cosa può aspettarsi.
- **Follow-up**: proporre un appuntamento successivo per discutere i risultati finali o per rispondere a ulteriori domande.

La presentazione dei risultati dell'autopsia è un'interazione delicata ma essenziale. Offre l'opportunità di fornire risposte, di chiarire i malintesi e, soprattutto, di offrire un po' di pace alle famiglie in lutto. Affrontando questo compito con empatia, professionalità e rispetto, l'infermiere forense può fornire un sostegno inestimabile a coloro che ne hanno più bisogno.

Comunicazione degli elementi alle autorità giudiziarie

Comunicare le prove forensi alle autorità giudiziarie è una parte essenziale della medicina legale. Se trasmesse correttamente, queste informazioni possono far luce sulle indagini, facilitare i procedimenti giudiziari o, al contrario, scagionare gli innocenti. Tuttavia, questa comunicazione deve combinare la precisione medica con la rilevanza giudiziaria.

1. Preparazione dei rapporti forensi:
   - **Chiarezza e precisione**: i rapporti devono essere scritti in modo conciso, evitando il gergo medico non necessario, ma con dettagli sufficienti per essere compresi dai non specialisti.
   - **Obiettività**: le conclusioni devono basarsi esclusivamente sui dati raccolti, senza interpretazioni soggettive.
2. Lavorare con gli investigatori:
   - **Scambi regolari**: mantenere una comunicazione fluida con gli intervistatori per fornire aggiornamenti o rispondere alle loro domande.
   - **Briefing specifici**: in alcuni casi, si possono organizzare sessioni di briefing specifiche per discutere elementi chiave o complessi di un caso.
3. Presentazione davanti ai tribunali:
   - **Testimonianza di esperti**: in qualità di esperto, l'infermiere forense può essere chiamato a testimoniare in tribunale per spiegare le sue scoperte e metodologie.
   - **Prepararsi al controinterrogatorio**: prepararsi alle domande degli avvocati della difesa che cercheranno di mettere in discussione o chiarire alcune conclusioni.

4. Conservazione delle prove:
- **Integrità dei campioni:** Assicurarsi che tutti i campioni e le prove siano adeguatamente conservati, catalogati e preservati per le analisi future.
- **Catena di custodia:** assicurare una documentazione meticolosa di ogni fase della raccolta, della conservazione e del trasferimento dei campioni, per garantirne la validità legale.

5. Formazione continua :
- **Aggiornare le conoscenze legali:** è fondamentale tenersi aggiornati sugli sviluppi legislativi e normativi che potrebbero influenzare il modo in cui le prove forensi vengono raccolte, archiviate e presentate.
- **Workshop interdisciplinari:** partecipare a sessioni di formazione con esperti legali per comprendere meglio le aspettative e le esigenze del sistema giuridico.

6. Etica e condotta professionale :
- **Riservatezza:** divulgare le informazioni solo alle persone autorizzate, rispettando la riservatezza delle vittime e delle famiglie.
- **Integrità professionale:** evitare qualsiasi conflitto di interessi e garantire che il lavoro forense sia sempre svolto in modo imparziale.

La comunicazione tra i professionisti forensi e le autorità giudiziarie è una danza delicata che richiede sia una solida competenza medica che una sensibilità alle sfumature del sistema legale. Ponendo l'accento sulla chiarezza, l'obiettività, l'etica e la collaborazione, l'infermiere forense può garantire che gli elementi forensi svolgano il loro ruolo essenziale nell'amministrazione della giustizia.

Scrittura del rapporto e documenti ufficiali

La stesura dei rapporti forensi è un esercizio complesso e cruciale. Questi documenti, che registrano le osservazioni e le conclusioni dell'infermiere forense, sono spesso centrali nei procedimenti legali. Una scrittura rigorosa, accurata e obiettiva è quindi essenziale.

1. Comprendere l'importanza del rapporto:
   - **Documento centrale**: un rapporto forense ben scritto può influenzare il corso di un'indagine o di un processo.
   - **Responsabilità legale**: le dichiarazioni errate, intenzionali o meno, possono avere gravi conseguenze legali.
2. Struttura del rapporto:
   - **Intestazione**: informazioni sull'infermiere forense, sul medico legale incaricato, sulla data e l'ora dell'esame e sui dettagli che identificano il deceduto o la vittima.
   - **Corpo del rapporto**: descrizioni dettagliate delle osservazioni, delle metodologie utilizzate e delle conclusioni.
   - **Sintesi**: riassunto dei punti principali e delle conclusioni del rapporto.
3. Chiarezza e precisione:
   - **Linguaggio chiaro**: sebbene il referto sia un documento medico, sarà letto da persone non esperte. L'uso di termini chiari e la riduzione al minimo del gergo sono quindi essenziali.
   - **Dettagli**: garantire l'accuratezza delle descrizioni, come le misure, i colori e le posizioni.
4. Obiettività e imparzialità:
   - **Base fattuale**: registrare solo ciò che è stato osservato direttamente o dedotto dalle osservazioni.

- **Eviti le speculazioni**: non includa congetture o opinioni personali.

5. Riservatezza :
   - **Informazioni sensibili**: i dati personali, come nomi o indirizzi, devono essere trattati con estrema cautela e devono essere inclusi solo se necessario.
   - **Conservazione sicura**: i rapporti devono essere conservati in un luogo sicuro per garantire la riservatezza dei dati.

6. Revisioni e aggiornamenti :
   - **Correzione di bozze**: è necessaria un'attenta correzione di bozze per garantire l'accuratezza e la coerenza del rapporto.
   - **Aggiornamenti**: Se si rendono disponibili nuove informazioni o analisi, il rapporto deve essere aggiornato di conseguenza, con una chiara documentazione delle modifiche.

7. Trasmissione del rapporto:
   - **Catena di custodia**: garantire un monitoraggio accurato della trasmissione dei rapporti per mantenerne l'integrità.
   - **Copie sicure**: se sono necessarie delle copie, queste devono essere identificate e conservate correttamente.

8. Formazione continua :
   - **Workshop di scrittura**: sessioni di formazione specifiche possono aiutare ad affinare le capacità di scrittura.
   - **Feedback**: imparare dai casi precedenti e dal feedback dei colleghi per migliorare la qualità dei rapporti futuri.

Scrivere relazioni e documenti ufficiali in medicina legale è un compito che richiede grande responsabilità, rigore impeccabile e attenzione ai dettagli. Un rapporto ben scritto non solo testimonia la professionalità dell'infermiere forense, ma svolge anche un ruolo decisivo nella ricerca della verità nel sistema giudiziario.

Capitolo 12

PREVENZIONE E CONSAPEVOLEZZA

Il ruolo dell'infermiere nella prevenzione lesioni e decessi prevenibili

La medicina legale, nonostante sia spesso incentrata sul post-mortem, ha un ruolo cruciale da svolgere nella prevenzione. Gli infermieri forensi, grazie alle loro osservazioni e competenze, possono essere agenti di cambiamento per prevenire traumi e morti evitabili. Si tratta di un ruolo proattivo, che coinvolge sia l'azione clinica che quella comunitaria.

1. Analisi delle tendenze:
   - **Monitoraggio dei modelli**: Osservando costantemente le cause di morte e di trauma, gli infermieri possono identificare le tendenze o i modelli ricorrenti.
   - **Creare database**: raccogliere informazioni per facilitare un'analisi più ampia delle cause e delle circostanze degli incidenti.
2. Sensibilizzazione ed educazione:
   - **Workshop di prevenzione**: organizzare o partecipare a sessioni informative volte a educare il pubblico sui rischi identificati.
   - **Collaborare con le scuole**: collaborare con le scuole per sensibilizzare i giovani sui potenziali pericoli e su come evitarli.
3. Collaborazione interdisciplinare:
   - **Collaborazioni con la polizia**: collaborare con la polizia per implementare misure preventive, come controlli della velocità o campagne anti-alcol.
   - **Coinvolgimento con i servizi sociali**: lavorare insieme per prevenire situazioni di rischio, come maltrattamenti o abusi.
4. Partecipazione alla progettazione delle politiche:
   - **Consigli per i decisori**: in quanto esperti del settore, gli infermieri forensi possono fornire informazioni

preziose per lo sviluppo di politiche di salute e sicurezza pubblica.

- **Advocacy**: campagne a favore di leggi o regolamenti per ridurre i rischi specifici identificati, come il miglioramento della sicurezza stradale.

5. Formazione continua e ricerca:

- **Studi epidemiologici**: impegnarsi o sostenere la ricerca per comprendere le cause principali dei traumi e dei decessi prevenibili.
- **Sviluppo professionale**: tenersi aggiornati sulle migliori pratiche e sulle nuove metodologie di prevenzione.

6. Intervento in caso di crisi:

- **Primo soccorso psicologico**: offrire un supporto immediato alle persone che sono state traumatizzate o che si trovano in una situazione di crisi, per evitare ulteriori danni o complicazioni.
- **Referral**: indirizzare le persone verso i servizi appropriati, siano essi consulenti, centri di riabilitazione o altri professionisti della salute.

7. Prevenzione in contesti specifici :

- **Ambienti ad alto rischio**: lavorare in aree particolarmente vulnerabili, come i quartieri con alti tassi di criminalità o le zone di conflitto, per attuare misure preventive adeguate.
- **Situazioni di crisi**: rispondere rapidamente a eventi importanti, come disastri naturali o atti di terrorismo, per ridurre al minimo i traumi e le perdite.

Il ruolo dell'infermiere forense nella prevenzione di traumi e morti evitabili è multidimensionale. Combinando competenze cliniche, consapevolezza della comunità e azione politica, questi professionisti possono dare un contributo significativo alla sicurezza e al benessere degli individui e delle comunità.

Educare il pubblico e sensibilizzarlo sui temi della medicina legale.

La medicina legale, che è spesso avvolta nel mistero e nell'incomprensione a causa del modo in cui viene ritratta dai media, richiede un'educazione adeguata per il pubblico in generale. Questa consapevolezza può non solo informare, ma anche incoraggiare una più stretta collaborazione tra i professionisti della medicina legale e la comunità.

1. Demistificare la medicina legale :
   - **La differenza tra finzione e realtà**: chiarire i miti trasmessi dalle serie TV e dai film in relazione alla realtà del lavoro forense.
   - **Presentazione dei diversi ruoli**: spiegare i ruoli specifici di medici legali, infermieri forensi, tecnici e altri professionisti.
2. Seminari e workshop:
   - **Sessioni interattive**: organizzazione di workshop per le scuole, le università e il pubblico in generale su temi come l'importanza delle autopsie, la raccolta delle prove e la catena di custodia.
   - **Giornate aperte**: Inviti il pubblico a visitare le strutture forensi per offrire una prospettiva pratica.
3. Lavorare con i media :
   - **Articoli e interviste**: collaborare con i giornalisti per pubblicare articoli educativi o rilasciare interviste che chiariscano alcuni aspetti della medicina legale.
   - **Documentari**: sostenere la produzione di documentari educativi sul tema, offrendo una visione approfondita della disciplina.
4. Risorse online :
   - **Siti web dedicati**: creare e mantenere siti web contenenti informazioni affidabili, casi di studio e altre risorse rilevanti.

- **Webinar e corsi online**: offra sessioni educative virtuali per raggiungere un pubblico più ampio.
5. Sensibilizzazione mirata:
- **Gruppi a rischio**: lavorare in modo specifico con comunità o gruppi che potrebbero essere particolarmente colpiti da determinati casi forensi, come le vittime di violenza.
- **Partenariati comunitari**: collaborazione con organizzazioni locali per co-organizzare eventi o sessioni informative.
6. Pubblicazioni :
- **Brochure e opuscoli**: Produrre materiali stampati facilmente accessibili al pubblico, che spieghino vari aspetti della medicina legale.
- **Libri e articoli**: incoraggiare la pubblicazione di libri rivolti al grande pubblico, che illustrino le realtà del lavoro forense.
7. Sensibilizzazione in situazioni di emergenza:
- **Risposte a incidenti gravi**: dopo eventi come disastri naturali, attacchi terroristici o incidenti di massa, fornire informazioni chiare sulle procedure medico-legali in corso.
- **Sostegno alle famiglie**: garantire che le famiglie delle vittime comprendano il processo medico-legale e i loro diritti all'informazione.
8. Integrazione nei programmi scolastici:
- **Lezioni di scienze**: introduca le basi della medicina legale nel curriculum scolastico, in particolare durante le lezioni di biologia o chimica.
- **Conferenze di esperti**: inviti i professionisti a parlare della loro esperienza e del loro lavoro nelle istituzioni educative.

Educare il pubblico e sensibilizzarlo sulle questioni forensi è essenziale per costruire la fiducia, sfatare i miti e garantire una collaborazione trasparente con la comunità. Serve anche a sottolineare l'importanza vitale di questa disciplina, sia per il sistema giudiziario che per la salute e la sicurezza pubblica.

Collaborazione con le organizzazioni consapevolezza ed educazione

Nel vasto mondo della salute, la medicina legale occupa una nicchia speciale, intrecciando strettamente scienza, giustizia ed emozioni. Il ruolo degli infermieri forensi, così come quello di altri professionisti del settore, è poco compreso da gran parte del pubblico. È qui che la collaborazione con le organizzazioni di sensibilizzazione e di formazione diventa fondamentale.

1. Identificare i potenziali partner:
   - **Organizzazioni sanitarie**: istituzioni come l'Organizzazione Mondiale della Sanità (OMS) o i ministeri della Sanità possono fornire una piattaforma per educare il pubblico sulle questioni medico-legali.
   - **ONG specializzate**: Molte ONG lavorano per promuovere i diritti umani, la giustizia per le vittime di violenza e la scienza medica. Possono essere partner chiave nella sensibilizzazione dell'opinione pubblica.
2. Campagne di sensibilizzazione congiunte:
   - **Giornate a tema**: organizzare eventi, workshop e seminari congiunti in giornate dedicate alla sensibilizzazione delle questioni forensi.
   - **Materiale educativo**: co-creare opuscoli, video e contenuti web per educare il pubblico sulla medicina legale.
3. Istruzione e formazione :
   - **Formazione congiunta**: Offre programmi di formazione per professionisti e studenti, combinando competenze mediche, legali e sociali.
   - **Programmi scolastici**: introdurre la medicina legale nelle scuole in collaborazione con i ministeri

dell'Istruzione, adattando i contenuti al livello degli studenti.

4. Supporto alle vittime:
- **Centri di assistenza**: collaborare con le organizzazioni di assistenza alle vittime per fornire informazioni chiare sulle procedure forensi e su come possono aiutare a ottenere giustizia.
- **Testimonianze**: incoraggiare gli infermieri forensi e altri professionisti a condividere le loro esperienze in occasione di eventi organizzati dalle organizzazioni di supporto alle vittime.

5. Ricerca e pubblicazioni :
- **Studi congiunti**: Collabori con istituti accademici e di ricerca per condurre studi sull'efficacia dei metodi forensi, sulle esigenze delle vittime, ecc.
- **Pubblicazioni**: Co-redazione di articoli, relazioni e libri che fanno luce sulla collaborazione tra medicina legale e altre discipline.

6. Progetti internazionali:
- **Programmi di scambio**: creare opportunità per gli infermieri forensi e altri professionisti di condividere le loro competenze e conoscenze all'estero.
- **Workshop e conferenze internazionali**: organizzare eventi congiunti per discutere le migliori pratiche e le sfide che la medicina legale deve affrontare in tutto il mondo.

7. Consapevolezza online :
- **Webinar e podcast**: organizzazione di sessioni virtuali per educare il pubblico, utilizzando l'esperienza combinata dei professionisti forensi e delle organizzazioni partner.
- **Social network**: utilizzare piattaforme come Twitter, Instagram e Facebook per condividere informazioni e sensibilizzare l'opinione pubblica sulle questioni forensi.

Nella sua ricerca di verità e giustizia, la medicina legale trae grande beneficio dalla collaborazione con organizzazioni esterne. Unendo le forze con organismi dedicati all'educazione e alla sensibilizzazione, non solo aumenta il suo profilo, ma anche la fiducia e la comprensione del pubblico nei suoi confronti. Questa collaborazione è quindi essenziale per stabilire solidi legami tra scienza, giustizia e comunità.

Capitolo 13

RICERCA
IN
MEDICINA LEGALE

Importanza della ricerca
per il progresso della medicina legale

La medicina legale è un campo in cui si incontrano medicina, giustizia e scienza forense. Essendo una disciplina in evoluzione, si basa molto sulla ricerca per perfezionare i suoi metodi, affinare le sue tecniche e migliorare i suoi protocolli. La ricerca in medicina legale è quindi essenziale per garantire l'accuratezza, l'affidabilità e la pertinenza dei suoi interventi. Scopriamo come la ricerca modella questo campo e perché è così cruciale.

1. Perfezionamento delle tecniche autoptiche :
La ricerca sta contribuendo a migliorare le tecniche autoptiche, rendendo queste procedure meno invasive, pur mantenendo o addirittura aumentando la loro precisione. Questo aiuta a estrarre informazioni essenziali dal defunto con il minimo disturbo.

2. I progressi della tossicologia:
La tossicologia è in costante evoluzione con la comparsa di nuove sostanze, droghe e veleni. La ricerca viene utilizzata per identificare queste sostanze, sviluppare test di rilevamento più accurati e comprendere i loro effetti sull'organismo.

3. I progressi della genetica :
La ricerca genetica ha rivoluzionato la scienza forense, con il sequenziamento del DNA che consente identificazioni precise. L'evoluzione di questa tecnologia, compreso l'uso del DNA ambientale o l'analisi genomica avanzata, offre strumenti ancora più sofisticati per le indagini.

4. Ottimizzare la conservazione delle prove:
Il modo in cui le prove vengono raccolte, elaborate e conservate è fondamentale. La ricerca mira a garantire che i campioni non vengano contaminati, degradati o altrimenti compromessi.

5. Migliorare i metodi di identificazione :
Che si tratti di tecniche di imaging avanzate, di riconoscimento facciale o di antropologia forense, la ricerca contribuisce allo sviluppo di metodi sempre più sofisticati per identificare le vittime, soprattutto quando i mezzi tradizionali si rivelano inefficaci.

6. Comprendere i fenomeni di decomposizione :
Studiando le varie fasi di decomposizione in diverse condizioni ambientali, i ricercatori possono stimare la data e le circostanze della morte con maggiore precisione.

7. Valutazione del trauma :
La ricerca aiuta a comprendere meglio le lesioni e le loro cause, sia che derivino da incidenti, violenza o altri eventi. Questo è fondamentale per determinare le **circostanze esatte di una morte o di un'aggressione.**

8. Collaborazione interdisciplinare :
La ricerca in medicina legale è spesso arricchita dalla collaborazione con altre discipline come la psicologia, l'antropologia, la biologia e la chimica. Questo scambio multidisciplinare promuove una visione olistica dei casi forensi.

9. Sensibilizzazione e formazione :
La ricerca forense svolge anche un ruolo educativo, consentendo ai professionisti di tenersi aggiornati sugli ultimi progressi, formando al contempo la prossima generazione di infermieri, scienziati forensi e altri esperti.

10. Rispondere alle sfide sociali contemporanee:
Di fronte a crisi come pandemie, disastri naturali o conflitti armati, la ricerca consente di adattare i metodi forensi a contesti specifici, garantendo interventi pertinenti ed efficaci.

La medicina legale non è semplicemente uno strumento di giustizia; è anche una scienza viva e in costante evoluzione. Senza la ricerca, sarebbe statica, incapace di rispondere alle sfide in continua evoluzione della nostra società. È grazie all'instancabile lavoro dei ricercatori che questo campo continua a illuminare la strada della verità, offrendo chiarezza e risoluzione a coloro che ne hanno disperatamente bisogno.

Coinvolgimento dell'infermiere nei progetti di ricerca

Gli infermieri sono spesso considerati come attori chiave nell'assistenza ai pazienti, ma il loro ruolo nella ricerca, sebbene talvolta sottovalutato, è altrettanto cruciale. Nella medicina legale, la ricerca non è limitata a un'attività accademica distante, ma è profondamente radicata nella realtà quotidiana delle indagini e degli interventi. Gli infermieri, in quanto testimoni privilegiati di questa realtà, sono nella posizione ideale per contribuire al progresso della conoscenza. Vediamo come e perché gli infermieri si trovano coinvolti in progetti di ricerca forense.

1. La clinica come fonte di osservazione:
Grazie al contatto diretto con i casi forensi, gli infermieri sono spesso i primi a identificare anomalie, tendenze o esigenze non soddisfatte. Queste osservazioni possono portare a nuove domande di ricerca.

2. Partecipazione alla raccolta dei dati:
Che si tratti di prelevare campioni biologici, misurazioni fisiologiche o interviste alle famiglie, gli infermieri sono spesso in prima linea quando si tratta di raccogliere dati accurati e affidabili.

3. Ruolo di collegamento:
Gli infermieri spesso fungono da ponte tra i ricercatori e la realtà clinica. Possono facilitare l'implementazione dei protocolli di ricerca, assicurare il rispetto delle linee guida etiche e garantire la rilevanza degli studi nella pratica clinica.

4. Applicazione dei risultati:
Una volta che i risultati della ricerca sono disponibili, gli infermieri sono fondamentali per implementare le nuove conoscenze, adattando le procedure, migliorando i protocolli o introducendo nuove tecnologie.

5. Educazione e consapevolezza:
Grazie alla loro posizione centrale, gli infermieri possono contribuire alla formazione continua dei loro colleghi, condividendo i progressi della ricerca e facendo in modo che vengano incorporati nella pratica quotidiana.

6. Collaborazione interdisciplinare:
Gli infermieri possono lavorare a stretto contatto con ricercatori di altre discipline, apportando la loro prospettiva unica e garantendo che la ricerca sia **completa e applicabile.**

7. Sviluppo e valutazione dei protocolli:
In quanto professionisti del settore medico, gli infermieri hanno il know-how necessario per partecipare attivamente allo sviluppo di nuovi protocolli di ricerca e alla valutazione della loro efficacia.

8. Gestione indipendente del progetto:
Con la giusta formazione ed esperienza, gli infermieri possono gestire i propri progetti di ricerca, dall'ideazione alla pubblicazione.

9. Pubblicazione e distribuzione :
Gli infermieri coinvolti in progetti di ricerca possono anche contribuire alla stesura di articoli scientifici, alla presentazione di scoperte in occasione di conferenze e alla diffusione delle conoscenze all'interno della comunità forense.

10. Un appello alla ricerca :
Sulla base della loro esperienza clinica, gli infermieri possono sostenere una ricerca più pertinente, identificando le esigenze e mobilitando le risorse necessarie.

Il coinvolgimento degli infermieri nei progetti di ricerca in medicina legale rafforza la disciplina stessa. Combinando competenza clinica, sensibilità umana e rigore scientifico, gli infermieri contribuiscono a far progredire il campo verso orizzonti sempre più promettenti.

Innovazioni recenti e le loro implicazioni per la pratica

I costanti progressi nella tecnologia e nelle metodologie di ricerca stanno plasmando il panorama della medicina legale. Queste innovazioni, pur essendo entusiasmanti, richiedono ai professionisti del settore, compresi gli infermieri forensi, di adattarsi continuamente per mantenere la pertinenza e l'efficacia dei loro interventi. In questo capitolo, esploriamo le principali innovazioni che hanno recentemente segnato la medicina legale e le loro implicazioni per la pratica quotidiana.

1. Genomica avanzata e sequenziamento di nuova generazione:

Queste tecniche hanno rivoluzionato il modo in cui vengono analizzati i campioni biologici. Offrono una precisione senza precedenti nell'identificazione degli individui e nella determinazione dei legami genetici.

Implicazione: migliore identificazione delle vittime, dei sospetti o dei familiari. Ciò richiede una formazione approfondita per garantire l'integrità e la validità dei campioni e delle analisi.

2. Imaging post-mortem non invasivo:

Tecniche come la risonanza magnetica o la TAC post mortem offrono una visione dettagliata dell'interno del corpo senza la necessità di un'autopsia invasiva.

Implicazione: riduzione della necessità di autopsie invasive in determinate situazioni, che richiedono una formazione specifica per interpretare correttamente le immagini e integrarle nel processo forense.

3. Analisi tossicologica migliorata :
La capacità di rilevare sostanze a concentrazioni estremamente basse, incluse droghe nuove e non identificate, è diventata una realtà.

Implicazione: identificazione più precisa delle cause di morte legate alla tossicità. Ciò richiede un aggiornamento continuo delle competenze per stare al passo con i cambiamenti delle sostanze in circolazione.

4. Realtà virtuale e ricostruzione 3D :
Questi strumenti possono essere utilizzati per ricreare scene del crimine o eventi in base alle prove disponibili.

Implicazione: una migliore comprensione degli eventi che portano a un decesso. Richiede familiarità con il software e la tecnologia.

5. Database e intelligenza artificiale :
Gli algoritmi avanzati possono ora aiutare a identificare tendenze, corrispondenze o anomalie in enormi set di dati.

Implicazione: gli infermieri possono utilizzare questi strumenti per migliorare la loro efficienza, ma ciò richiede una comprensione delle basi dell'intelligenza artificiale e delle statistiche.

6. Tecnologie portatili per la raccolta di dati sulla scena:
Per raccogliere i dati in loco si possono utilizzare dispositivi come i droni e gli scanner portatili.

Coinvolgimento: maggiore autonomia nella raccolta dei dati, ma è necessaria una formazione per garantire l'uso appropriato di queste tecnologie.

Le innovazioni nella medicina legale sono entusiasmanti, ma comportano anche delle sfide. Per gli infermieri, ciò significa formazione continua, adattabilità e volontà di abbracciare il cambiamento per il bene della scienza e della giustizia. Questi strumenti, se usati correttamente, hanno il potenziale di migliorare significativamente l'accuratezza, l'efficienza e l'impatto della medicina legale nella società.

Capitolo 14

LA TECNOLOGIA E MEDICINA LEGALE

L'impatto delle nuove tecnologie sulla medicina legale

All'incrocio tra i progressi tecnologici e l'incessante ricerca della verità nelle questioni di giustizia, la medicina legale sta vivendo una rivoluzione. Queste innovazioni tecnologiche hanno stravolto la pratica tradizionale, portando una maggiore precisione, una velocità senza precedenti e possibilità che un tempo erano considerate fantascienza. Approfondiamo l'esplorazione di queste tecnologie e il loro profondo impatto sul campo della medicina legale.

1. L'era digitale: la forense digitale
Con l'emergere del mondo digitale, anche il crimine ha assunto una forma digitale. L'estrazione dei dati dai dispositivi elettronici, il tracciamento delle impronte digitali e l'individuazione del crimine informatico sono diventati essenziali.
Impatto: questo ha ampliato la portata della scienza forense, rendendola un elemento cruciale nelle indagini sul crimine informatico e nel rilevamento delle prove digitali.

2. Genomica e bioinformatica
I progressi nel sequenziamento del DNA hanno reso possibile l'analisi di campioni sempre più piccoli con una precisione senza precedenti.
Impatto: i casi irrisolti di decenni fa trovano ora una risposta, e l'identificazione delle vittime nei disastri di massa viene accelerata.

3. Imaging post-mortem 3D
L'uso di immagini tridimensionali per studiare i cadaveri, senza la necessità di tagli invasivi, sta trasformando le autopsie.
Impatto: studi più accurati sul trauma, meno intrusioni nel corpo e maggiore accettazione da parte di alcune comunità religiose o culturali.

4. Intelligenza artificiale e apprendimento automatico
Queste tecnologie possono analizzare enormi database per individuare modelli o corrispondenze che sfuggono all'occhio umano.
Impatto: processi di identificazione più rapidi, miglioramento del riconoscimento facciale e previsione delle tendenze criminali.
5. Droni e robot sulle scene del crimine
Questi dispositivi possono accedere ad aree difficili da raggiungere, catturare immagini aeree o persino rilevare sostanze chimiche.
Impatto: maggiore sicurezza per gli investigatori, copertura più ampia delle scene del crimine e raccolta di prove più efficace.
6. Realtà aumentata e realtà virtuale
Ricostruzione della scena del crimine, immersione in ambienti di formazione o visualizzazione di eventi basati su prove reali.
Impatto: comprensione approfondita degli eventi, miglioramento della formazione dei professionisti e migliore presentazione delle prove in tribunale.

La tecnologia sta ridefinendo la medicina legale, fornendo strumenti più precisi, rapidi ed estesi. Tuttavia, questi progressi comportano la necessità di una formazione continua, di protocolli aggiornati e di una riflessione etica. La medicina legale, pur rimanendo radicata nella sua missione fondamentale di ricerca della verità, si sta evolvendo a rotta di collo, spingendo costantemente indietro i confini di ciò che è possibile.

Utilizzo della modellazione 3D, realtà virtuale e l'intelligenza artificiale

I professionisti della medicina legale di oggi hanno a disposizione strumenti tecnologici all'avanguardia che sembrano usciti direttamente da un film di fantascienza. Queste tecnologie, che vanno dalla modellazione 3D all'intelligenza artificiale, stanno rivoluzionando il settore. Diamo un'occhiata più da vicino all'impatto di queste innovazioni sul mondo della medicina legale.

1. Modellazione 3D :
Scansione e riproduzione fedele della realtà

- **Scene del crimine:** grazie alla modellazione 3D, una scena del crimine può essere digitalizzata e conservata a tempo indeterminato. Gli investigatori possono rivisitare la scena a piacimento, senza il rischio di manomettere le prove.

- **Ricostruzioni ossee:** per i resti umani non identificati, la modellazione 3D può essere utilizzata per ricostruire il volto di una persona e aiutare l'identificazione, in particolare nei casi risalenti a diversi anni prima.

2. Realtà virtuale (VR) :
Immersione ed esperienza

- **Formazione dei professionisti:** la VR offre agli infermieri forensi una formazione immersiva, mettendoli in situazioni reali in un ambiente controllato.

- **Visualizzazione delle autopsie:** invece di effettuare una vera e propria dissezione, alcuni casi consentono una "autopsia virtuale", in cui il corpo viene studiato in dettaglio utilizzando immagini di realtà virtuale.

- **Ricostruzioni in tribunale:** le scene del crimine o gli incidenti possono essere ricostruiti in VR per essere presentati in tribunale, aiutando i giurati a comprendere meglio le circostanze.

3. Intelligenza artificiale (AI) e apprendimento automatico:
Analisi e previsione

- **Analisi dei modelli:** l'AI può elaborare enormi quantità di dati, individuare le tendenze e aiutare a dedurre le probabili cause di un incidente o di un decesso.
- **Riconoscimento facciale:** grazie all'apprendimento automatico, i sistemi possono identificare rapidamente una persona sulla base di migliaia di riferimenti.
- **Prevedere le tendenze del crimine:** con un'analisi approfondita, l'AI può anche aiutare a prevedere le aree ad alto rischio o le tendenze del crimine, favorendo così la prevenzione.

La convergenza di queste tecnologie nella medicina legale offre opportunità entusiasmanti e senza precedenti per i professionisti del settore. Tuttavia, queste innovazioni comportano la responsabilità etica del loro uso appropriato. Questi strumenti, se usati correttamente, hanno il potenziale di portare la medicina legale a un livello di efficienza e accuratezza senza precedenti, a beneficio sia dei professionisti che della società nel suo complesso.

Telemedicina legale : opportunità e sfide

La tele-medicina, una rivoluzione nella fornitura di assistenza sanitaria a distanza attraverso la tecnologia, ha trovato il suo posto all'interno della medicina legale, dando vita alla tele-medicina forense. Questa fusione consente ai professionisti della salute e della giustizia di interagire, scambiare informazioni e fornire servizi senza essere fisicamente presenti nello stesso luogo. Tuttavia, come ogni innovazione, porta con sé sia opportunità promettenti che sfide.

Possibilità :

1. Miglioramento dell'accessibilità: nelle aree remote o in quelle in cui non ci sono esperti forensi, la tele-medicina forense può colmare la lacuna, consentendo alle comunità di accedere a competenze e conoscenze specialistiche.

2. Collaborazione interdisciplinare: consente a diversi esperti (medici legali, infermieri, investigatori, avvocati) di collaborare in tempo reale, indipendentemente dalla loro posizione geografica.

3. Formazione e istruzione: I professionisti possono partecipare a formazioni, seminari o consulenze a distanza, migliorando le loro competenze senza dover viaggiare.

4. Aumento dell'efficienza: i rapporti, le analisi e le consulenze possono essere trasmessi istantaneamente, accelerando i processi legali e medici.

Sfide :

1. Problemi di riservatezza: la trasmissione di dati sensibili attraverso le reti può porre problemi di riservatezza e sicurezza. Garantire una trasmissione crittografata e sicura è essenziale.

2. Validità delle prove: la qualità delle immagini o dei video, o l'autenticità percepita delle informazioni remote, potrebbero essere messe in discussione in tribunale.

3. Limiti tecnici: la scarsa qualità della connessione, i guasti alla rete o i difetti tecnici possono ostacolare il processo.

4. Interazione umana limitata: La telemedicina forense non può sempre sostituire il contatto umano diretto, in particolare per i compiti che richiedono una valutazione fisica o il contatto con i parenti stretti della vittima.

5. Quadro giuridico e normativo: in molti Paesi, la regolamentazione della telemedicina è ancora in fase di sviluppo, e la questione della sua validità o del suo riconoscimento in ambito legale rimane una questione dibattuta.

6. Costo iniziale: la creazione di un'infrastruttura tecnologica solida e sicura per la telemedicina forense può richiedere un investimento significativo.

La tele-medicina forense ha il potenziale di trasformare il panorama forense, rendendo i servizi più accessibili e i processi più efficienti. Tuttavia, l'adozione di successo di questa pratica richiede una pianificazione meticolosa, investimenti in tecnologia e una consapevolezza delle implicazioni etiche e legali. Solo un approccio equilibrato, che tenga conto sia dei benefici che delle sfide, garantirà la sua integrazione di successo nel mondo della medicina legale.

Capitolo 15

SVILUPPO DELLA CARRIERA E FORMAZIONE AGGIUNTIVA

Possibili specializzazioni per l'infermiera forense

La medicina legale è un campo vasto che offre una moltitudine di opportunità agli infermieri che desiderano sviluppare le proprie competenze e specializzarsi. Queste specializzazioni consentono agli infermieri di svolgere ruoli chiave nella raccolta, nell'analisi e nella documentazione delle prove mediche in relazione al sistema giudiziario. Ecco alcune possibili specializzazioni per l'infermiere forense:

1. Infermiere forense (FNS) :
   * **Traumatologia:** gestione delle vittime di traumi violenti, documentazione delle lesioni e raccolta delle prove.
   * **Esaminare le scene del crimine:** aiutare a identificare, documentare e raccogliere le prove forensi.
2. Infermiere esaminatore di violenza sessuale (SAEN) :
   * **Valutazione medica:** esecuzione di esami medici sulle vittime di violenza sessuale.
   * **Raccolta delle prove:** garantire la raccolta corretta e sicura delle prove da utilizzare successivamente in tribunale.
3. Infermiere psichiatrico forense :
   * **Valutazione psichiatrica: collaborare** con gli psichiatri forensi per valutare lo stato mentale delle persone coinvolte in procedimenti legali.
   * **Suggerimento:** fornire assistenza psicologica alle vittime o ai sospetti.
4. Infermiere di tossicologia forense:
   * **Campionamento:** Raccolta di campioni per l'analisi tossicologica.
   * **Interpretazione:** aiutare a determinare la presenza e l'effetto delle sostanze nel sistema di un individuo.

5. Infermiera forense pediatrica :
- **Abusi sui minori:** valutare e documentare i segni di abuso o negligenza.
- **Educazione:** sensibilizzare la comunità sulla prevenzione dei traumi infantili.

6. Infermiera forense per gli anziani :
- **Abusi sugli anziani:** identificare e documentare i segni di abuso o negligenza sugli anziani.
- **Suggerimento:** fornire assistenza alle vittime anziane del crimine.

7. Infermiera di antropologia forense :
- **Identificazione:** aiutare a identificare i resti umani non identificati.
- **Documentazione:** collaborare con gli antropologi per documentare le caratteristiche e le anomalie delle ossa.

8. Infermiera di tanatologia :
- **Sostegno:** offre servizi di consulenza alle famiglie in lutto.
- **Educazione:** informare la comunità sul processo di lutto e sulle reazioni al trauma.

Optando per una di queste specializzazioni, gli infermieri possono non solo arricchire la loro carriera, ma anche dare un contributo significativo alla giustizia e al benessere degli individui e delle comunità. Queste specializzazioni richiedono spesso una formazione e una certificazione supplementari, ma aprono le porte a opportunità professionali gratificanti e stimolanti.

Formazione complementare e certificazioni

Nel campo della medicina legale, gli infermieri possono dover seguire una formazione supplementare e ottenere una certificazione per specializzarsi o migliorare le proprie competenze. Questa formazione e certificazione garantisce competenza, qualità dell'assistenza e una migliore collaborazione con altri professionisti del settore.

1. Formazione aggiuntiva :
   - **Scienza forense:** approfondire la conoscenza della raccolta, conservazione e analisi delle prove.
   - **Tecniche per intervistare le vittime:** imparare a condurre interviste delicate con le vittime per ottenere informazioni senza causare loro ulteriori traumi.
   - **Valutazione del trauma:** formazione specifica sulla valutazione di diverse forme di trauma, tra cui lesioni, abusi e aggressioni.
   - **Formazione in tossicologia:** conoscenza delle sostanze tossiche, dei sintomi di intossicazione e delle procedure di campionamento.
   - **Psichiatria forense:** formazione sulla valutazione della salute mentale in un contesto forense.
   - **Antropologia forense:** formazione nella gestione e nell'identificazione dei resti umani.
2. Certificazioni :
   - **Certificazione IVEAS (Nurse Examiner of Victims of Sexual Assault):** Una certificazione che attesta la competenza dell'infermiere nella valutazione e nella cura delle vittime di violenza sessuale.
   - **Certificazione in scienze forensi:** attesta la competenza dell'infermiere nella raccolta, conservazione e analisi delle prove.
   - **Certificazione in tanatologia:** attesta le competenze degli infermieri nella gestione del lutto e nel sostegno alle famiglie in lutto.
   - **Certificazione in psichiatria forense:** attesta le competenze dell'infermiere nella valutazione psichiatrica in un contesto forense.

- **Certificazione tossicologica:** attesta le competenze dell'infermiere nel campo della tossicologia e dell'analisi tossicologica.

3. Workshop e seminari:

Si raccomanda inoltre agli infermieri forensi di partecipare regolarmente a workshop, seminari e conferenze per tenersi aggiornati sugli ultimi progressi, sulle tecniche e sulle migliori pratiche del settore.

Conclusione:

La formazione continua e la certificazione sono essenziali per gli infermieri che desiderano specializzarsi in medicina legale. Non solo assicurano la qualità delle cure e degli interventi, ma rafforzano anche la credibilità e l'autorità degli infermieri in questo campo particolarmente delicato.

L'importanza di aggiornare continuamente le conoscenze

La medicina legale, come la medicina in generale, è in continua evoluzione. Le scoperte scientifiche, le innovazioni tecnologiche, le nuove leggi e gli sviluppi sociali influenzano continuamente il modo in cui i professionisti di questo settore esercitano e interagiscono con il sistema giudiziario. Per gli infermieri forensi, l'aggiornamento continuo delle loro conoscenze non è solo vantaggioso, ma essenziale per una serie di motivi.

1. Garantire precisione e affidabilità:

La precisione è fondamentale nella medicina legale. Le conclusioni di un'autopsia o l'analisi di campioni possono avere implicazioni importanti per il corso di un'indagine o di un processo. Conoscenze obsolete o errate possono avere gravi conseguenze, sia per la giustizia che per le persone coinvolte.

2. Mantenere la rilevanza professionale:

Con la rapida evoluzione delle tecniche e degli strumenti, è possibile che alcune competenze diventino obsolete. L'aggiornamento continuo permette agli infermieri di rimanere rilevanti nel loro campo e di rispondere in modo efficace alle esigenze mutevoli della loro professione.

3. Garantire l'etica e la condotta professionale:

Nuove scoperte o tecniche possono sollevare questioni etiche. Una comprensione attuale e completa delle questioni consente agli infermieri di prendere decisioni informate che rispettano sia l'integrità dell'individuo che gli standard della loro professione.

4. Migliorare la collaborazione interprofessionale :

Medici legali, investigatori, avvocati e altri professionisti dipendono dalle informazioni fornite dagli infermieri forensi. Per facilitare una collaborazione fluida ed efficiente, è fondamentale che l'infermiere sia aggiornato sulle pratiche e sulla terminologia più recenti.

5. Costruire la fiducia:

Le famiglie dei defunti, il sistema legale e la società in generale ripongono una grande fiducia nelle competenze degli infermieri forensi. Mantenendo aggiornate le proprie conoscenze, gli infermieri rafforzano questa fiducia e garantiscono la credibilità della loro professione.

6. Anticipare e rispondere alle sfide:

Che si tratti di nuovi farmaci sul mercato, di metodi innovativi di occultamento delle prove o di sfide sociali, le conoscenze aggiornate consentono agli infermieri di rispondere in modo proattivo.

L'aggiornamento continuo delle conoscenze non è semplicemente un'opzione, ma una necessità per gli infermieri forensi. In un campo in cui scienza, etica e legge si intersecano, rimanere informati e competenti è essenziale per garantire la giustizia, il rispetto delle persone e l'integrità della professione.

Conclusione

LA CRESCENTE IMPORTANZA DELL'INFERMIERA FORENSE

Nel corso degli anni, l'infermiere forense ha ottenuto maggiore visibilità e riconoscimento all'interno del sistema legale e medico. Da assistente a tutti gli effetti del team forense, il suo ruolo si è evoluto, rivelando la sua importanza cruciale in ogni fase dell'indagine e del trattamento. Vediamo perché gli infermieri sono diventati protagonisti della medicina legale.

1. Competenza clinica :
Le competenze cliniche dell'infermiere sono essenziali, sia per l'esame iniziale, sia per il prelievo di campioni o per la cura delle vittime. Le loro competenze mediche completano quelle del patologo forense.

2. Aumentare la consapevolezza delle esigenze delle vittime:
Gli infermieri sono formati all'assistenza olistica del paziente, che comprende gli aspetti emotivi e psicologici. Ciò consente loro di offrire un sostegno adeguato alle vittime di violenza o alle loro famiglie, raccogliendo al contempo le informazioni necessarie per **le indagini.**

3. Mediazione tra le discipline:
L'infermiere forense svolge spesso il ruolo di mediatore tra i vari attori coinvolti in un caso: medici, polizia, famiglie, avvocati. La sua posizione unica le consente di facilitare la comunicazione e la comprensione reciproca.

4. Gestire situazioni complesse:
Di fronte a situazioni delicate, come la morte di un bambino, l'identificazione di un corpo dopo un disastro o un caso di estrema violenza, gli infermieri hanno le competenze per gestire questi momenti con umanità e professionalità.

5. Monitoraggio costante delle procedure:
In un campo in cui ogni dettaglio conta, gli infermieri assicurano che i protocolli siano seguiti alla lettera, garantendo l'integrità delle prove e delle **informazioni raccolte.**

6. Formazione e istruzione :
Gli infermieri forensi hanno anche un ruolo educativo. Possono formare altri professionisti, aiutare a sensibilizzare l'opinione pubblica o contribuire alla **ricerca scientifica forense.**

7. Adattabilità tecnologica :
Con il rapido emergere di nuove tecnologie e metodologie, gli infermieri forensi devono essere all'avanguardia, adattando le loro pratiche e assicurando che siano implementate correttamente.

8. Etica e condotta professionale :
Gli infermieri, in virtù della loro formazione e del loro giuramento professionale, sono garanti dei principi etici, assicurando il rispetto dei defunti, delle vittime e delle loro famiglie.

L'infermiere forense non è più ai margini, ma al centro del sistema. Il suo contributo garantisce non solo la qualità e la precisione degli interventi forensi, ma anche l'umanità e l'etica che sono essenziali in questo campo. Con le sfide e gli sviluppi costanti della medicina legale, il ruolo dell'infermiere è destinato a diventare ancora più importante, dimostrando l'importanza cruciale del legame tra giustizia, medicina e società.

La necessità di un approccio multidisciplinare e collaborativo

La medicina legale, sebbene profondamente radicata nel mondo medico, non può funzionare in modo isolato. Si trova all'intersezione di molti campi: giuridico, psicologico, sociale e scientifico, per citarne solo alcuni. L'intreccio di queste discipline richiede una stretta collaborazione tra diversi professionisti per garantire un'assistenza ottimale alle vittime, un'indagine completa e una giustizia equa. Comprendere l'importanza di questa collaborazione multidisciplinare è essenziale per comprendere la complessità e la profondità della medicina legale.

1. Competenze complementari :
Ogni professionista apporta una prospettiva e un'esperienza specifica. L'infermiere è in grado di rilevare segni clinici sottili, il patologo forense ha una conoscenza approfondita della patologia, lo psicologo valuta il trauma emotivo, mentre l'agente di polizia indaga sul background criminale. Insieme, formano un quadro completo.

2. Qualità delle prove :
L'integrità delle prove è fondamentale per il sistema giudiziario. La stretta collaborazione tra i professionisti assicura che le prove siano raccolte, conservate e analizzate secondo standard rigorosi.

3. Supporto olistico per le vittime:
Le vittime di reato, in particolare quelle più violente, hanno bisogno di un'assistenza completa. Un approccio multidisciplinare risponde alle loro esigenze mediche, psicologiche, sociali e legali.

4. Comunicazione fluida:
La collaborazione incoraggia una comunicazione trasparente e fluida tra le discipline. Questo evita i malintesi, accelera le indagini e garantisce che tutte le parti siano ben informate.

5. Istruzione e formazione interdisciplinare:
La collaborazione incoraggia anche lo scambio di conoscenze tra le discipline. Gli infermieri possono approfondire gli aspetti legali dei casi, mentre gli investigatori possono essere formati sulle complessità cliniche.

6. Cambiamenti nelle pratiche:

Di fronte a nuove sfide - come l'emergere di nuove droghe o nuovi metodi criminali - un team multidisciplinare può adattarsi più rapidamente e sviluppare risposte innovative.

7. Processo decisionale informato:

Con l'apporto di diversi esperti, le decisioni prese, sia nel contesto di un'indagine che di un trattamento, sono più equilibrate e basate su una visione d'insieme.

In un mondo sempre più complesso, dove i confini tra le discipline sono sempre più labili, un approccio multidisciplinare nella medicina legale non è solo auspicabile, ma è essenziale. Assicura che ogni caso sia trattato con il rigore, la compassione e l'accuratezza che merita, valorizzando il contributo di ogni professionista coinvolto. In definitiva, rafforza la fiducia del pubblico nel sistema giudiziario e medico.

Prospettive future per il settore

La medicina legale, come tutti gli altri campi medici, è in continua evoluzione. I progressi tecnologici, scientifici, socio-culturali e legali modellano e ridefiniscono costantemente questo panorama. Come infermieri e operatori sanitari, è fondamentale comprendere queste tendenze emergenti se vogliamo rimanere all'avanguardia della disciplina, rispondere in modo appropriato ai problemi del giorno e anticipare le sfide di domani.

1. Personalizzazione della medicina legale :

I progressi della genomica e della biotecnologia consentono di offrire analisi più mirate. Possiamo sperare in un'era in cui la medicina legale sarà più precisa, identificando non solo una causa di morte, ma anche predisposizioni genetiche o patologie sottostanti.

2. L'ascesa della tecnologia :

La realtà virtuale e aumentata, la modellazione 3D, l'intelligenza artificiale e la robotica trasformeranno il modo in cui vengono condotte le autopsie e le analisi. Queste tecnologie consentiranno ricostruzioni più accurate di scene del crimine o incidenti, aiutando a risolvere casi complessi.

3. Etica nell'era digitale :

Con la crescente digitalizzazione dei dati forensi, le questioni della riservatezza, della sicurezza dei dati e dell'etica cresceranno di importanza. I professionisti si troveranno di fronte a dilemmi senza precedenti per quanto riguarda l'uso, l'archiviazione e la condivisione di questi dati.

4. Una portata globale:

La globalizzazione e la crescente mobilità delle popolazioni pongono delle sfide in termini di identificazione, soprattutto in caso di gravi catastrofi o di massicci movimenti migratori. L'interconnessione dei database e la collaborazione internazionale diventeranno essenziali.

5. Una rinnovata attenzione alla salute mentale:

La crescente consapevolezza dell'importanza della salute mentale evidenzierà la necessità di fornire supporto non solo alle famiglie dei defunti, ma anche ai professionisti che si occupano quotidianamente della morte.

6. Formazione continua e training:

La crescente complessità della disciplina richiederà una formazione più specializzata. Gli infermieri forensi potrebbero dover seguire una formazione più avanzata, magari ottenendo anche lauree specialistiche.

7. Il ruolo ampliato dell'infermiere forense:

Con una migliore formazione e un crescente riconoscimento delle loro competenze, è probabile che gli infermieri svolgeranno un ruolo più centrale nei procedimenti medico-legali, forse diventando anche esperti forensi a pieno titolo.

Le prospettive future della medicina legale sono vaste e stimolanti. Per gli infermieri pronti ad abbracciare questi cambiamenti, le opportunità di crescita professionale, innovazione e impatto sulla società sono immense. Sebbene alcuni di questi cambiamenti possano sembrare scoraggianti, offrono anche la possibilità di migliorare e perfezionare la disciplina, rendendola ancora più essenziale per la società moderna. La chiave sarà rimanere adattabili, informati e sempre pronti ad imparare.

Glossario dei termini forensi

- **Antropologia forense**: studio scientifico dei resti umani in un contesto legale, spesso utilizzato per determinare l'identità di ossa sconosciute.
- **Asfissia**: mancanza di ossigeno che porta all'insufficienza respiratoria, spesso esaminata come causa di morte.
- **Autopsia**: esame post-mortem di un corpo per determinare la causa della morte.
- **Balistica**: studio dei proiettili, spesso utilizzato in medicina legale per analizzare le ferite da arma da fuoco.
- **Cadavere**: corpo morto, soprattutto quando si riferisce a una persona deceduta.
- **Contusione**: lesione alla pelle causata da un impatto, senza rottura della pelle.
- **Cianosi**: colorazione blu della pelle dovuta a un'insufficiente ossigenazione del sangue.
- **Decomposizione**: processo attraverso il quale il corpo si decompone dopo la morte.
- **Entomologia forense**: studio degli insetti in relazione ad un'indagine penale, spesso utilizzato per stimare l'ora del decesso.
- **Esumazione:** l'atto di rimuovere un corpo dalla sua tomba per motivi medico-legali.
- **Ematoma**: accumulo di sangue in un tessuto a seguito di una lesione.
- **Incisione**: un taglio o una ferita causata da un oggetto appuntito.
- **Lacerazione**: ferita irregolare causata da una lacerazione del tessuto.
- **Patologo forense:** medico specializzato nel determinare la causa della morte.
- **Morte sospetta**: decesso avvenuto in circostanze insolite o inaspettate, che richiede un'indagine.

- **Necrosi**: morte del tessuto organico.
- **Odonatologia forense**: studio dei denti per identificare un cadavere.
- **Patologia**: studio delle malattie e delle loro cause.
- **Rigor mortis**: il rigor mortis che si verifica dopo la morte.
- **Tossicologia forense**: studio di veleni, droghe e altre sostanze tossiche e dei loro effetti sull'organismo.
- **Traumatologia**: studio delle lesioni e dei loro effetti sul corpo.
- **Vittima**: persona che ha subito un danno, una lesione o la morte a causa di un atto criminale o accidentale.
- **Violenza interpersonale**: atti violenti commessi tra due o più persone.
- **Yersinia pestis**: batterio responsabile della peste, spesso studiato in medicina legale nel contesto dell'identificazione di resti antichi.

Questo glossario non è ovviamente esaustivo. Il campo della medicina legale è vasto e molti altri termini sono utilizzati regolarmente dai professionisti del settore.

Risorse e associazioni professionali

La medicina legale, come la professione infermieristica al suo interno, è supportata da una solida rete di organizzazioni e risorse che lavorano per fornire formazione, supporto professionale e ricerca. Ecco una panoramica delle principali risorse e associazioni che svolgono un ruolo cruciale per gli infermieri forensi.

- Associazioni professionali
    - **Association Internationale des Infirmiers Médico-légaux (AIIML)** (**Associazione Internazionale degli Infermieri Forensi**): un'organizzazione che riunisce infermieri specializzati in medicina legale di tutto il mondo. Offre corsi di formazione, conferenze e pubblicazioni specialistiche.
    - **Société de Médecine Légale et de Criminologie de France (SMLCF)**: Sebbene comprenda una gamma più ampia di professionisti, questa società svolge un ruolo importante nella formazione e nella creazione di reti per gli infermieri in Francia.
    - **Association des Médecins Légistes d'Expression Française (AMLEF):** facilita gli scambi tra professionisti e promuove la ricerca in medicina legale.
- Giornali e pubblicazioni
    - **Journal de Médecine Légale**: pubblica ricerche, casi di studio e rassegne di letteratura che possono essere particolarmente utili per gli infermieri che vogliono tenersi aggiornati sugli ultimi sviluppi.
    - **Forensic Science International**: un riferimento mondiale nel campo della medicina legale.

- **Infermieristica forense:** concentrandosi specificamente sul ruolo degli infermieri in questo campo, questa rivista copre sia la pratica clinica che la ricerca.
- Formazione e certificazione
  - **Certificato in medicina legale per infermieri:** molte università e scuole per infermieri offrono corsi di formazione specifici per specializzarsi in medicina legale.
  - **Formazione continua:** vengono organizzati regolarmente moduli di formazione, seminari e webinar per consentire agli infermieri di aggiornare le proprie competenze.
- Risorse online
  - **ForensicNurses.org:** un portale internazionale dedicato agli infermieri forensi, con risorse, forum e notizie dal settore.
  - **MedLeg.fr:** sito web in lingua francese contenente informazioni, articoli e risorse per i professionisti della medicina legale.
- Fiere e conferenze
  - Eventi come il **Congresso Internazionale di Medicina Legale** offrono agli infermieri l'opportunità di incontrare esperti, imparare e condividere esperienze.
- Supporto psicologico e benessere
  - Molte associazioni riconoscono le sfide emotive e psicologiche affrontate dagli infermieri forensi e offrono risorse, formazione e supporto sul benessere e sulla gestione dello stress.

Partecipando attivamente a queste organizzazioni e utilizzando queste risorse, gli infermieri possono non solo migliorare le loro competenze professionali, ma anche contribuire all'evoluzione e al riconoscimento del ruolo cruciale degli infermieri nel campo della medicina legale.

Bibliografia e letture consigliate

Il campo della medicina legale, e in particolare il ruolo degli infermieri al suo interno, è vasto e in continua evoluzione. Ecco un elenco non esaustivo di riferimenti essenziali per aiutarla a conoscere meglio l'argomento:

- Opere generali sulla medicina legale:
  - **Madea, B.** (Ed.). *Manuale di medicina legale*. John Wiley & Sons. Un'opera completa sulla medicina legale, che copre tutto, dalla patologia alla tossicologia.
  - **Vinchon, M., & Gosset, D.** (Eds.). *Trattato di medicina generale*. Elsevier Masson. Un'opera di riferimento in lingua francese che tratta in modo approfondito i vari aspetti della medicina legale.
- Infermieri forensi:
  - **Lynch, V. A., & Duval, J. B.**. *Scienze infermieristiche forensi*. Elsevier Health Sciences. Questo libro, sebbene scritto in inglese, è una guida completa alla pratica infermieristica forense.
  - **Hammer, R. M., Moynihan, B., & Pagliaro, E. M.**. *Infermieristica forense: un manuale per la pratica*. Jones & Bartlett Learning. Un altro riferimento importante per gli infermieri interessati all'infermieristica forense.
- Aspetti psicologici e di supporto:
  - **Stevens, M.**. *Infermieristica forense e cura multidisciplinare del reo con disturbi mentali*. Jessica Kingsley Publishers. Questo libro esplora il ruolo degli infermieri che lavorano con i criminali con disturbi mentali.
- Autopsia e procedure post-mortem:
  - **Burton, J. L., & Rutty, G. N.**. *L'autopsia ospedaliera: un manuale di pratica autoptica*

142

fondamentale. CRC Press. Una guida completa all'autopsia ospedaliera, importante per gli infermieri forensi.

- Tossicologia e analisi:
  - **Karch, S. B.**. *Patologia e tossicologia dell'abuso di droga*. CRC Press. Un'esplorazione dettagliata degli effetti delle droghe e delle sostanze tossiche sul corpo umano.
- Medicina legale internazionale:
  - **Ubelaker, D. H.**. *Manuale di antropologia e archeologia forense*. Routledge. Per coloro che sono interessati alla scienza forense in un contesto internazionale, questo libro offre una prospettiva antropologica.
- Giornali e articoli specializzati:
  - Non dimentichi di controllare le ultime edizioni delle riviste forensi per trovare casi di studio, ricerche e articoli di giornale recenti.
- Risorse sull'etica nella medicina legale:
  - **Gurley, L. R.**. *Etica nella scienza forense*. Academic Press. Un libro che approfondisce i dilemmi e le considerazioni etiche dei professionisti delle scienze forensi.

Ognuna di queste letture offre prospettive uniche e informazioni preziose per chiunque desideri approfondire la propria conoscenza della medicina legale, sia come infermiere specializzato che semplicemente a scopo informativo. È sempre consigliabile verificare la disponibilità nelle biblioteche universitarie, nelle librerie specializzate o nelle piattaforme online.

Per coloro che desiderano saperne di più sulle opere in lingua francese, ecco un elenco di riferimenti essenziali:

- Opere generali sulla medicina legale:
    - **Combes, C. & Baccino, E.**. *Précis de médecine légale*. Elsevier Masson. Questo manuale fornisce una panoramica completa delle basi e delle applicazioni della medicina legale in francese.
    - **Vinchon, M., & Gosset, D.**. *Trattato di medicina generale*. Elsevier Masson. Un'opera di riferimento che copre i vari aspetti della medicina legale, con un approccio approfondito e dettagliato.
- Aspetti medico-legali specifici per gli infermieri:
    - **Lecomte, D. & Doyon, F.**. *L'infermiera e la medicina legale*. Edizioni Lamarre. Questo libro esplora il ruolo dell'infermiere in varie situazioni medico-legali, dalla documentazione delle prove all'interazione con il sistema legale.
- Aspetti psicologici e supporto alle vittime:
    - **Proulx, J. & Cusson, M.**. *Violenza e psicopatologia clinica*. De Boeck Supérieur. Questo libro fa luce sul trattamento degli autori di violenza, così come delle vittime, da una prospettiva forense.
- Tossicologia forense:
    - **Mura, P.**. *Tossicologia fondamentale e clinica*. Elsevier Masson. Un'opera essenziale per comprendere le basi della tossicologia e il suo ruolo nei casi legali.

- Tecniche di autopsia e post-mortem:
    - **Ludes, B. & Gosset, D.**. *Manuale di autopsia*. Springer. Questa guida pratica illustra in

dettaglio le tecniche e le problematiche legate alle autopsie forensi.

- Medicina legale e antropologia:
  - **Quatrehomme, G.**. *Antropologia medico-legale*. De Boeck Supérieur. Un libro per chi è interessato all'identificazione dei resti umani e alle questioni forensi che ne derivano.
- Giornali e riviste specializzate:
  - La *Revue de Médecine Légale* è un importante periodico in lingua francese per le ultime notizie, ricerche e casi di studio nel settore.
- Etica nella medicina legale:
  - **Courtois, R. & Godefroid, J.**. *L'etica nella medicina legale*. Edizioni Eres. Un'opera specialistica sui dilemmi etici e sulle questioni morali dei professionisti della medicina legale.

www.ingramcontent.com/pod-product-compliance
Lightning Source LLC
Chambersburg PA
CBHW071205290526
45796CB00008B/150